W0386426

„ Es gibt kein Verbot für alte Weiber auf Bäume zu klettern“

Astrid Lindgren

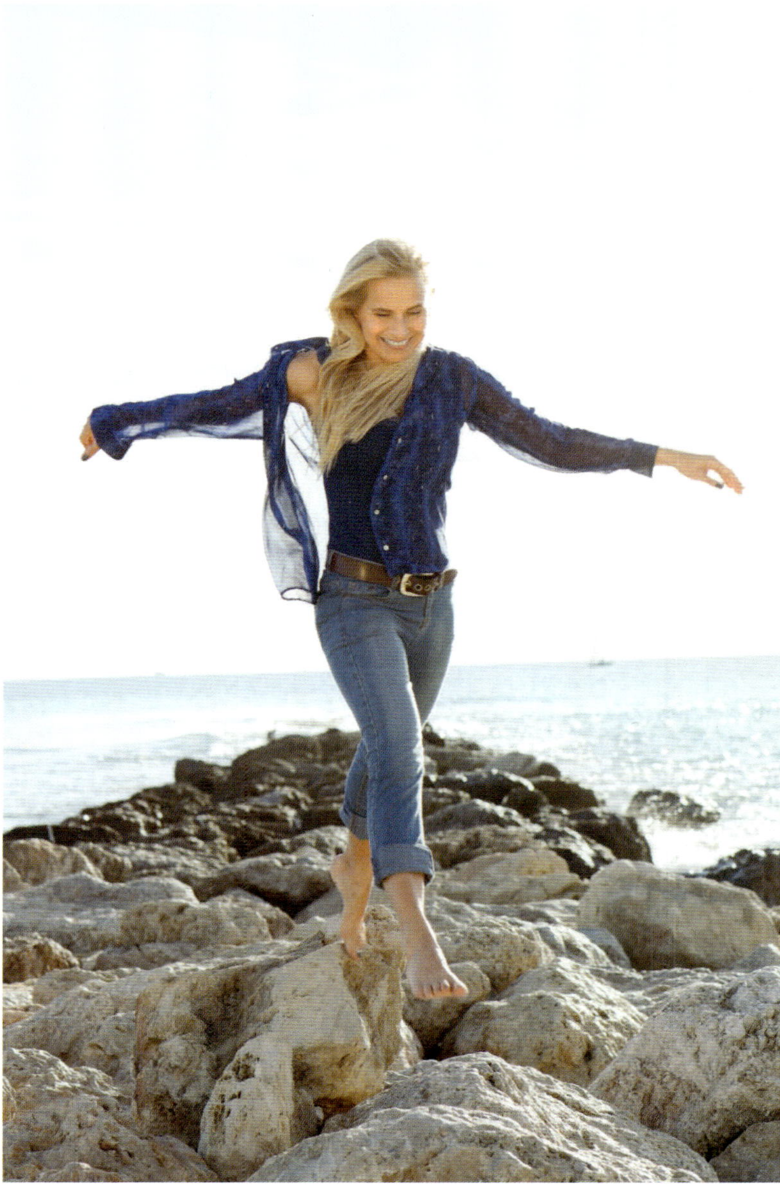

Astrid Prinzessin zu Stolberg

6 Geheimnisse für natürliche Schönheit in jedem Alter

Impressum

Originalausgabe 2016

Herausgeber und Gestaltung:
Astrid Prinzessin zu Stolberg-Wernigerode

www.prinzessin-stolberg.com

Druckerei: Pixartprinting SpA, 30020 Quarto d'Altino VE
www.pixartprinting.de

ISBN 978-3-00-052663-3

Danke

Herzlichen Dank den vielen Menschen, die mich täglich inspirieren und mit jeder Begegnung mein Leben bereichern. Dazu gehören meine Wandergäste, sowie Sportler jeden Alters und auch die vielen Kontakte in den sozialen Medien, mit denen ein echter Austausch stattfindet.

Danke meiner Familie, meinem Mann und meinen Töchtern, die wirklich ganz besondere Persönlichkeiten sind.

Danke an alle, die mich unterstützt und mir geholfen haben dieses Projekt zu verwirklichen. Besonders an Edith und Lutz ohne euch wäre das nicht möglich gewesen. Danke liebe Anasha, weil du einfach im richtigen Moment Zeit für mich hattest.

Ich bin sehr glücklich über mein Umfeld und die vielen inspirierenden Kontakte. Danke euch allen!!!

Fotonachweis:

Titelfoto: Jan Kohlrusch www.jankohlrusch.com

weitere Fotos:

Jan Kohlrusch: 2, 24, 34, 46, 123, 153, 232, 243

Mike Mendell: 33

Astrid zu Stolberg: 21, 28, 35, 57, 69, 70, 71, 73, 74, 81, 83, 84, 85, 86, 94, 102, 103, 106, 107, 108, 109, 114, 116, 117, 119, 120, 121, 132, 135, 136, 144, 153, 171, 179, 182, 184, 200, 216, 217, 218, 220, 222, 223, 224, 227, 228, 229, 230, 231, 233, 235, 236, 237, 239, 240, 241, 242, 244, 245, 246, 247

www.fotolia.com 22, 35, 36, 37, 42, 43, 44, 50, 67, 68, 69, 104, 107, 130, 140, 142, 145, 147, 151, 157, 186, 193, 195, 206, 208, 238

Inhalt

Vorwort

Wir wollen ja alle nicht nur an Jahren älter werden, sondern wir wollen auch mit Lebensqualität älter werden.

Wussten Sie schon, dass die Menschen in Deutschland immer älter, gleichzeitig aber immer früher zu Pflegefällen werden? Das kann nicht unser Ziel sein. Unser Ziel ist, so lange wie möglich fit und gesund zu bleiben und uns rundum wohl zu fühlen. Dazu müssen wir einen gesunden und genussvollen Lebensstil führen. In jedem Alter.

Mein aktuelles **Natürlich-Schön-Programm** ist deshalb ein Lifestyle-Programm. Es entstand aus persönlichen Erfahrungen in meinen vergangenen 57 Lebensjahren, im Dialog mit Ärzten, Ernährungswissenschaftlern, Sportlern, Fitnesstrainern und Köchen. Besonders die Erfahrung mit älteren Menschen hat mir dabei sehr geholfen. Mein Glück sind die vielen sympathischen und lebenslustigen „Alten“ in meinem Umfeld, die mir täglich zeigen, was *natürlich schön* wirklich bedeutet.

Wenn Sie von mir erwarten, etwas komplett Neues zu lernen, muss ich Sie enttäuschen. Das wird nicht passieren. Doch vielleicht erfahren Sie hier eine neue Sicht auf Ihren Lebensstil, und vielleicht ist dieses Buch ein weiteres Puzzle-Teilchen für ein erfülltes und glückliches Leben.

Es geht um Ihre Energie, und dafür braucht es Impulse. Ich kann Ihnen Anregungen anbieten, und ich gebe gerne, weil mir das Ergebnis und die vielen positiven Resonanzen aus meinem Coaching und nach meinen Vorträgen so viel Spaß machen.

In meinem Programm gebe ich Impulse zur Veränderung für ein gesünderes und genussvolleres Leben. Wenn Sie möchten, kann ich Sie auch weiter begleiten. Schauen Sie mal auf meine Webseite www.prinzessin-stolberg.com

Für die Umsetzung ist dann jeder selbst verantwortlich.

> Wer in seinem Leben etwas verändern möchte, findet einen Weg; Wenn nicht, dann findet er eine Ausrede.

Ich weiß, wie schwierig es ist, Gewohnheiten im Alltag zu ändern. Ich habe mein Leben lang neue Projekte aufgebaut und mit ganzem Einsatz an ihnen gearbeitet. Dazu war ich immer auch Mutter, Hausfrau und Ehefrau. Wir haben in unserem Heim Haustiere und einen Garten, da kam ich selbst oft zu kurz. Als die Kinder größer wurden und aus dem Haus gingen, habe ich zufällig genau an meinem 50. Geburtstag das Schwimmen für mich wiederentdeckt. Seitdem gehe ich ins Training und schwimme Wettkämpfe in meiner Altersgruppe.

Ein Sportverein ist sehr hilfreich, wenn man regelmäßig Sport machen möchte. Zu der Bewegung kommt hier die soziale Komponente. Wir treffen uns mit Gleichgesinnten, schwitzen, lachen und freuen uns über gemeinsame Erfolge. Aber es muss ja nicht gleich ein Wettkampf sein.

Wir brauchen die Verbundenheit mit anderen, wir wollen nicht alleine sein, wir brauchen eine soziale Gemeinschaft, um seelische Zufriedenheit und Glück zu erfahren.

Wir wollen alle gesund, fit und neugierig sein und bleiben. Daran können Sie arbeiten, indem Sie Ihre Haltung, Einstellung und Gewohnheiten ändern.

Wer nicht älter werden möchte, muss früher sterben.

Mit ein bisschen Glück haben Sie die Wahl. Wählen Sie die gesündere Variante für ein langes und glückliches Leben. Ich bin für das Leben, die Gesundheit und für Freude am Leben.

Jeder Mensch ist ein Individuum mit seinen ganz eigenen Erfahrungen. Deshalb ist es wichtig, auch auf seine eigene Intuition zu hören. Überprüfen Sie deshalb alles, was Sie hören und lesen, mit Ihren eigenen Wahrnehmungen. Jeder hat sein ganz eigenes Lebensgefühl. Ich biete Ihnen einen Weg an und Sie entscheiden, was Sie davon für sich nutzen möchten.

Aber lassen Sie sich dabei auch nicht von sich selbst täuschen. Glauben Sie nicht, Sie bräuchten zu Ihrem Glück das Kuchenstückchen am Nachmittag oder das Glas Wein am Abend. Trauen Sie sich, etwas Neues auszuprobieren. Schauen Sie, welche Alternativen für ein gesundes Leben noch viel mehr Freude machen. Oft handelt es sich nur um schlechte Gewohnheiten.

In meinem Coaching hole ich Sie dort ab, wo Sie stehen. Ich zeige Ihnen Ihre persönlichen Möglichkeiten und Chancen. So lernen und verstehen Sie, wie Sie sich am wohlsten fühlen.

Verhalten lernt man über eine veränderte Haltung - und jede Veränderung beginnt im Kopf.

Keine Fehler zu machen ist falsch,
denn aus Fehlern lernen wir.

Die Summe von Erfahrungen, gerade auch unserer Fehler, kann unsere Haltung und damit unser Verhalten ändern. Das kann kein kurzfristiges Programm. Nur durch eine dauerhafte Lebensstilveränderung werden Sie fitter, schlanker und fühlen sich wohler. Dabei ist mir ein ganzheitlicher Ansatz wichtig. Körper und Geist müssen dabei im Einklang sein. Ich möchte Menschen positiv inspirieren und motivieren. Mit dem Programm gebe ich Ihnen ein Instrument in die Hand. Das Instrument spielen, das müssen Sie selbst.

Es gibt ja schon unzählige Ratgeber, Bücher und Apps. Der Markt ist riesig. Die Menschen werden dabei nicht gesünder, schlanker oder fitter. Warum? Richtig, die

Ratgeber werden gekauft, das Gewissen ist damit beruhigt. Der Ratgeber bleibt auf dem Nachttisch liegen, und nichts ändert sich. Oder sie befolgen die Ratschläge ein paar Tage und fallen dann in alte Mechanismen zurück.

Sie müssen dran bleiben! Das erreichen Sie nur, wenn Sie Ihre Gewohnheiten umstellen. Jeder wird dabei seinen eigenen Weg finden, denn jeder lebt sein persönliches und individuelles Leben. Sie müssen sich 100%ig mit diesem Ihrem ganz persönlichen Weg identifizieren. Die Summe an Fitness, Gesundheit und Wohlbefinden macht Sie attraktiv und schön bis ins hohe Alter!

Warnung: Mein Programm ist für gesunde, durchschnittlich fitte Menschen gedacht. Alle, die Allergien oder andere Krankheitsbilder haben, bitte ich, ihren Arzt zu befragen. Er kann Ihnen beantworten, was Sie bei Unverträglichkeiten essen und wie viel Sie sich bei körperlichen Beschwerden bewegen dürfen.

1. Geheimnis Schönheit in jedem Alter

Fühlen Sie sich schön? Sie denken jetzt, was ist das für eine Frage? Ich bin doch kein Model oder: Ja, früher war ich mal ganz attraktiv. Ich meine auch nicht, Sie müssten jetzt einen Schönheitswettbewerb gewinnen. Ich meine Ihre ganz persönliche positive Ausstrahlung, Ihre innere Schönheit und die damit verbundene äußere Schönheit.

Schönheit ist mehr als nur jugendliches Aussehen. Am Ende dieses Buches fühlt sich jeder ein bisschen schöner. Brauchen Sie nicht, denken Sie? Oh doch, denn die Schönheit, die ich meine, ist auch die Schönheit Ihrer Seele.

Selbstbewusstsein und Selbstliebe

Grundlage dafür sind Selbstbewusstsein und Selbstliebe. Also sich selbst bewusst zu sein und sich selbst zu mögen. Dazu müssen wir uns auch in unserem Körper wohl fühlen, denn dort wohnt unsere Seele nun mal.

Das hat auch mit Ernährung und Bewegung zu tun und mit der richtigen Pflege. Das alles sind Themen der Kapitel dieses Buches. Keine Angst, ich werde Ihnen nicht den Genuss am Essen vermiesen, im Gegenteil. Wir können sehr viel über Ernährung lernen, gerade hier in einem Teil der Erde, in dem wir wirklich alle Möglichkeiten haben und nicht auf das angewiesen sind, was wir bekommen können.

Sie werden auch ein paar Übungen kennen lernen. Dazu gehört kein großes Sportprogramm. Es handelt sich um simple Übungen, die jeder und überall machen kann. Ich habe einfache Tipps für sie, die Sie ohne großen Aufwand in ihren Alltag integrieren können. Sie werden in diesem Buch erfahren, wie Sie Ihre wahre Schönheit erkennen und wie Sie an ihr arbeiten können. Auch wenn Sie keine 30 oder 40 mehr sind. Auch wenn Sie die 60 oder 70 überschritten haben. Sie können sehr wohl etwas für sich tun, für Ihre Ausstrahlung, Ihre Gesundheit und Ihre Energie. Und Sie werden sich von Tag zu Tag besser fühlen.

Wann ist ein Mensch schön?

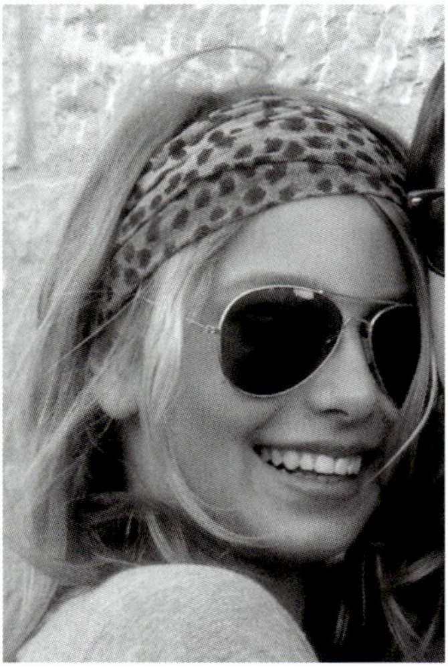

Wie definieren wir Schönheit? Wen empfinden wir als schön? Jeder empfindet etwas anderes als schön.

Schön sein bedeutet natürlich auch jung, glatt und faltenlos. Das kennen wir aus der Werbung, das sehen wir jeden Tag in den Medien. Und irgendwann glauben wir das dann auch.

Schön bedeutet aber auch: Sympathisch, fröhlich, warmherzig. Das ist die Ausstrahlung.

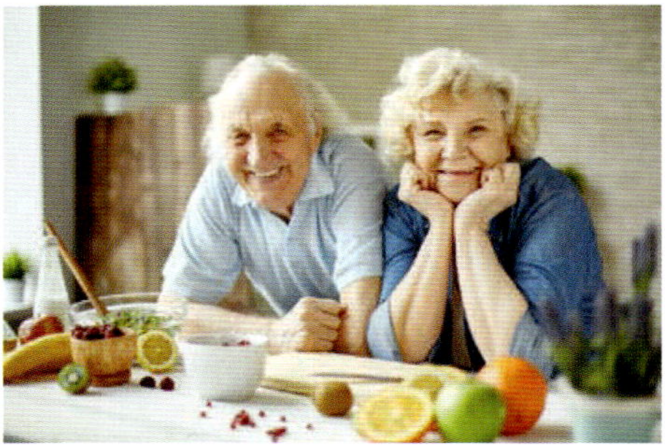

Menschen mit einer guten Ausstrahlung fühlen sich wohl. Die kann man nicht mit Make-Up übertünchen, und eine gute Ausstrahlung kann man niemandem vorspielen. Diese Menschen fühlen sich wohl, sie tragen Liebe, Güte und Nächstenliebe in sich.

Liebe macht schön

Ein Beispiel kennt jeder: Das ist, wenn wir verliebt sind. Dann gibt es keine von der Werbung gemachten Werte und Ideale. Einen Menschen, den wir lieben, empfinden wir immer als schön. Dann lieben wir alle Lachfalten, und dann lieben wir das kleine Bäuchlein, das so kuschelig ist. Dieser Mensch ist für uns einfach schön.

Schönheit liegt im Auge des Betrachters, sagt man. Ich meine jetzt nicht, dass man sich seinem Schicksal ergeben soll in der Hoffnung, dass man schon von irgendjemandem geliebt werden wird: Zunächst müssen wir uns selbst lieben.

Vor dem Spiegel

Ich glaube, wir standen auch alle schon mal vor dem Spiegel und haben bemerkt, wie die Schwerkraft gegen uns arbeitet. Es ist ja nicht nur die Schwerkraft - vor allem die Spannkraft lässt nach.

Es ist schon ein paar Jahre her, da sagte meine damals 15jährige Tochter zu mir: „Mama, du hast so weiche Haut...“. Ich freute mich über dieses liebevolle Kompliment meiner Jüngsten. Dann kam der Nachsatz: „wie die Oma!!!“ Ups, das saß, dabei war das Kompliment echt, meine Haut war weicher geworden. Leider jedoch, weil die Spannkraft mit den Wechseljahren ziemlich drastisch nachlässt. Was soll man da tun? Ich ernähre mich sehr gesund, bewege mich täglich ausreichend im Freien, rauche nicht, trinke kaum Alkohol und pflege mich mit guten Produkten.

Dann ist das halt so! Ich gehe auf die sechzig zu und kann es nur akzeptieren. Um gut auszusehen, denke ich häufiger an schöne Dinge, und ich lache viel. Ich ärgere mich nicht mehr über jede Kleinigkeit, werde gelassener. Ich arbeite also nicht nur an meinem Körper, sondern auch an meinem Geist und meiner Seele.

Spaß am Leben und der Liebe

Wenn wir Spaß am Leben und an der Liebe haben - damit meine ich auch die Nächstenliebe - macht das jeden von uns attraktiv und schön.

Klar, dafür sollten wir wenig Alkohol trinken, nicht rauchen und sich vor allem nicht so oft ärgern. Das letzte Kapitel in diesem Buch habe ich dem Thema Freude und Genuss gewidmet.

Gelassenheit

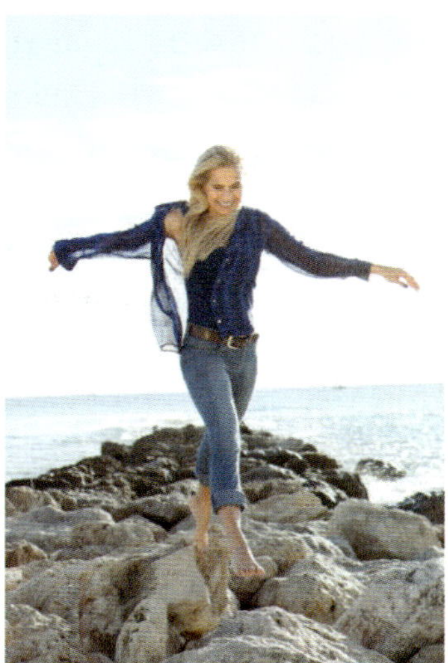

Gelassenheit ist wichtig, ärgern Sie sich nicht über Kleinigkeiten, das macht hässlich. Andere merken, ob Sie sich selbst mögen. Nur wenn Sie sich selbst lieben und sich selbst akzeptieren, erst dann werden es Ihre Mitmenschen auch tun. Ganz einfach!

Nein, ehrlich gesagt, so einfach ist das nicht. Aber wir können daran arbeiten.

Welcher Mensch ist nicht schön?

In der Vorbereitung zu diesem Kapitel habe ich nach Fotos von hässlichen Menschen gesucht. Das ist gar nicht so einfach, denn die Definition von hässlich ist genauso schwierig wie die Definition von schön.

Wenn man in Fotodateien nach hässlichen Menschen sucht, findet man meist Menschen, die Grimassen schneiden. Deshalb sind das keine hässlichen Menschen. Hässlich ist auch nicht, wenn jemand eine zu große Nase oder zu schmale Lippen hat, wie es uns die Schönheitsindustrie weismachen möchte.

Denken wir an die große Maria Callas mir ihrer riesigen Nase, wie apart sie doch aussah. Vielleicht macht diese zu große Nase sogar den Charme einer Person aus? Die große Nase gibt der Person vielleicht überhaupt erst die optische Persönlichkeit und eine unverwechselbare Note.

Wenn Menschen, die nicht den Schönheitsidealen entsprechen, lachen oder flirten, werden sie attraktiv, charmant und schön. Daran liegt es also nicht, wenn wir einen Menschen als hässlich bezeichnen. Wenn wir jemanden als hässlich sehen, werden wir genauso von Emotionen geleitet wie beim Erkennen eines schönen Menschen. Die Gefühle bestimmen unsere Einschätzung.

Jetzt sind wir noch nicht viel weiter: Was ist nun ein hässlicher Mensch? Ein hässlicher Mensch ist oft ein böser Mensch. Ein aggressiver, grimmiger Gesichtsausdruck macht ebenso hässlich wie eine müde frustrierte Miene. Als ich

dann auf der Suche nach hässlichen Menschen war, ist mir zunächst aufgefallen, dass es ganz schön schwer fällt, jemanden bei näherer Betrachtung als hässlich zu empfinden. Manchmal ist eine Person nur ungepflegt, die Haare sind nicht gekämmt, die Zähne sind schlecht, die Kleidung unvorteilhaft.
Meist ist es jedoch die Haltung, ein negatives Auftreten, das die innere Einstellung widerspiegelt. Menschen mit einer negativen Ausstrahlung lieben weder ihre Mitmenschen noch sich selbst.

Jeder Mensch ist schön,
der freundlich, liebevoll und sympathisch ist
und so anderen Menschen begegnet.

Ausdruck wahrer Gefühle

Wahre und echte Schönheit macht chirurgische Eingriffe überflüssig. Ich meine jetzt nicht die Wiederherstellung nach Unfällen und medizinisch notwendige Operationen oder zum Beispiel Schlupflieder, die schwer auf die Augen drücken und das Lesen eines Buches erschweren. Ich meine das ständige Eingreifen beim Entdecken kleinster Fältchen.
Dann passiert nämlich das Gegenteil: sie verlieren nach und nach an Schönheit. Zum Beispiel, wenn der Ausdruck ihrer wahren Emotionen nicht mehr erkennbar ist.

Immer häufiger sehe ich Fotos von Menschen, bei denen ich mich frage, was stimmt hier nicht? Richtig, dieses Lächeln nehmen wir der Person nicht ab, es scheint nicht echt. Kennen Sie das, Sie werden angelächelt, allerdings nur mit dem Mund, die Augen lächeln nicht mit. Das kommt Ihnen zu Recht irgendwie eigenartig vor.

Wir schauen auf die Augen eines Menschen, um seine echte Emotion zu sehen. Der Mund kann uns etwas vorspielen, etwa ein Lachen; die Augen aber können uns nicht belügen. Sind wir traurig und reißen uns zusammen, um vielleicht unserer Nachbarin oder der Arbeitskollegin unsere wahren Gefühle nicht zu zeigen, sind es die Augen, die uns verraten, falls die Nachbarin genauer hinsieht...

Manche Menschen haben sich einen lächelnden Ausdruck antrainiert. Dann ziehen sie den Mund breit auseinander, freuen sich aber nicht wirklich. Sofort empfinden wir dieses Lächeln als falsch, denn unsere Wahrnehmung ist viel feiner und sieht mehr als nur den lächelnden Mund. In Bruchteilen von Sekunden erreichen uns die Emotionen eines Menschen über winzigste Mimik des Gesichts. So wissen wir, ob uns jemand belügt, ob jemand uns etwas neidet oder ob jemand in uns verliebt ist.

Gesichter ohne oder mit eingeschränkter Mimik können wir nicht mehr lesen, und deshalb können wir zu dieser Person auch keine echte Beziehung aufbauen. Oft liegt dieses Phänomen an zu viel Botox, vor allem um die Augen. Da wollen sie um die Augen faltenfrei sein und vergessen dabei, dass ein Lächeln, ohne dass die Augen mitlachen, überhaupt kein Lächeln ist.

Und dann wundern diese Menschen sich, dass sie mit anderen Menschen so wenig echte Freude teilen! Sie meinen dann, nur ihr Hund verstünde sie. So empfinden wir einen faltenfreien Mensch, der durch Botox und Faltenfüller seine Mimik verloren hat und dessen Gesicht maskenhaft wirkt, nicht als schön. Niemand hat das nötig. Dabei ist das Lächeln so wichtig, denn ein echtes Lächeln verbindet.

„Ein Lächeln ist die kürzeste Verbindung zwischen zwei Menschen" Buddha

Die mir sympathischsten, interessantesten und schönsten älteren Menschen haben Falten.

Jetzt frage ich Sie, möchten Sie auf den Ausdruck dieser echten Emotionen verzichten, nur um ein paar Falten weniger zu haben?

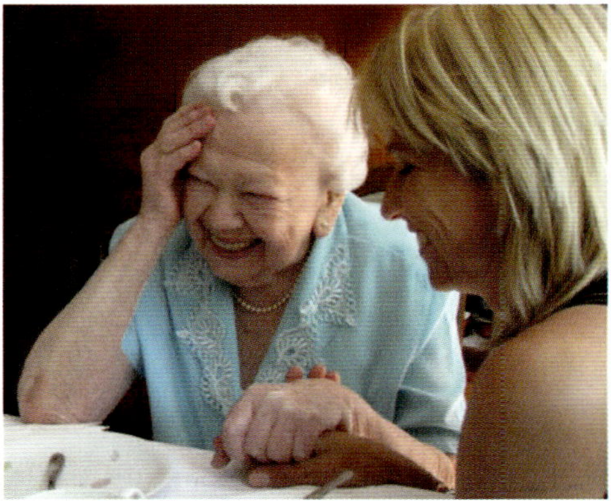

Wenn Sie zu ihrer Mimik und damit auf den Ausdruck echter Gefühle stehen, dann stehen Sie auch zu Ihren Fältchen.

Sympathie durch natürliche Schönheit

Was wünschen wir uns alle für unser Aussehen, für unsere Attraktivität und Schönheit jetzt und in der Zukunft? Wir möchten gefallen, zuerst einmal uns selbst. Dann natürlich auch unserem Umfeld, unserem Partner, der Familie und den Freunden. Schön sein bedeutet, natürlich schön zu sein. Natürlich schön sind Ihr Lachen, Ihre Ausstrahlung, aber auch Ihre Beweglichkeit und Ihre Fitness.

Damit wir unsere natürliche Schönheit bis ins hohe Alter genießen können, müssen wir etwas dafür tun. Wir müssen mit gesunder Ernährung und täglicher Bewegung auf uns achten und das Leben genießen. Mein **Natürlich-Schön-Programm** ist deshalb ein Lifestyle-Programm. Wir wollen ja alle nicht nur an Jahren älter werden, sondern mit Lebensqualität älter werden.

Dazu müssen wir einen gesunden und genussvollen Lebensstil führen. In jedem Alter. Besonders die Erfahrung mit älteren Menschen hat mit bei der Entwicklung meines Programms sehr geholfen. Mein großes Glück sind die vielen sympathischen und lebenslustigen „Alten“ in meinem Umfeld, die mit täglich zeigen, was „Natürlich Schön“ wirklich bedeutet.

Altern beginnt im Kopf

Altern ist auch immer ein Stück Kopfsache. Während die einen schon ab 25 oder 30 beginnen zu altern, altern andere anscheinend kaum, weil sie einfach nicht daran denken. Weil sie aktiv sind und so im Leben stehen, dass sie dafür keine Zeit haben. Das entscheiden Sie selbst, vor allem im Kopf. Eintönigkeit im Leben, fehlende Neugierde und eine pessimistische Grundhaltung, also immer nur das Negative im Leben zu sehen, macht nicht nur hässlich, sondern auch alt. Interessiert Sie nur das abendliche Fernsehprogramm und konzentrieren Sie sich auf Krankheiten? Oder sind Sie neugierig und interessieren sich für Ihr Umfeld? Bewegen Sie sich, ernähren Sie ihren Körper gesund und nähren Körper und Geist? Und pflegen sie vor allem soziale Kontakte?

Jung gebliebene Alte sind neugierig, interessiert und sehen das Glas immer als halb voll. Doch sie ernähren nicht nur ihren Geist, sondern sie ernähren auch ihren Körper gesund und bewegen sich.

Alt sind Sie, wenn Sie mehr an die Vergangenheit denken als an die Gegenwart oder die Zukunft.

Das „tercera edad“

Wenn ich jetzt von „Alten“ rede, meine ich das nicht diskriminierend und negativ. Ich möchte das Wort auch nicht umschreiben. Alt bezeichne ich einfach nur als den dritten Lebensabschnitt. Damit können wir mit

Selbstbewusstsein und Selbstliebe leben, denke ich. Unterteilen wir unser Leben in drei gleich große Abschnitte, so entstehen:

1. von 0 bis 30 Jahren die Jugend
2. von 30 bis 60 Jahren das Mittelalter
3. von 60 bis 90 Jahren (mit etwas Glück) das Alter

Der dritte Lebensabschnitt beginnt also mit 50 oder 66, je nachdem ob wir 75 oder 100 werden wollen. In Spanien, wo ich lebe, sagt man übrigens „tercera edad“, das bedeutet das „dritte Alter“. Das finde ich ganz schön. Der dritte Lebensabschnitt.

Jung gebliebene Alte pflegen soziale Kontakte, gehen raus und treffen sich mit Freunden, mit denen sie auch lachen können. Kontaktfreudige Menschen, die sich ihre Neugierde bewahrt haben und auf ihren Körper achten, bleiben einfach länger jung. Es gibt eine Menge Beispiele von jung gebliebenen älteren Menschen.

Astrid Lindgren

Zum Beispiel Astrid Lindgren. Sie wurde fast 100 und war immer ein junger Mensch geblieben. Sie war immer an Allem interessiert. Ursprünglich war sie die Heldin meiner Kindheit. Meine ersten Bücher waren die Kinder von Bullerbü, mein erster Kinofilm Pippi Langstrumpf. Welches Mädchen meiner Generation wollte nicht wie Pippi Langstrumpf sein, ein starkes und mutiges Mädchen?

Astrid Lindgren war aber auch noch im Alter eine bemerkenswerte Frau. Von ihr stammt das schöne Zitat:

> „Es gibt kein Verbot für alte Weiber,
> auf Bäume zu klettern.“

Was sagt uns das Zitat? Wenn wir mit 60, 70 oder 80 auf einen Baum klettern wollen und das auch noch können, warum sollten wir das nicht tun? Es gibt schließlich kein Verbot für alte Weiber, auf Bäume zu klettern.

Mit diesem Zitat wird sie jetzt auch die Heldin meines Alters und für alle Zukunft. Solche Gedanken, auch wenn das vielleicht nur bildlich gesprochen ist, stehen uns frei, wenn wir nur wollen. Wer sagt uns denn, was man im Alter noch machen darf und was nicht? Früher sagte man, das gehört sich nicht in deinem Alter! Wie bitte? Was bitteschön darf ich aus Altersgründen nicht mehr? Mir wurde neulich gesagt, dass Frauen in meinem Alter die Haare nicht mehr so lang tragen sollten…. Wenn ich möchte, dann lasse ich mir die Haare bis über den Po wachsen!

Früher durften Frauen über 50 nur noch in gedeckten Farben herumlaufen. Heute kann man tragen was gefällt. Es gibt wunderbare Beispiele von bunten alten Frauen, ja sogar Models auf dem Laufsteg, schrill und bunt. Wie die Hamburgerin Eveline Hall und viele mehr.

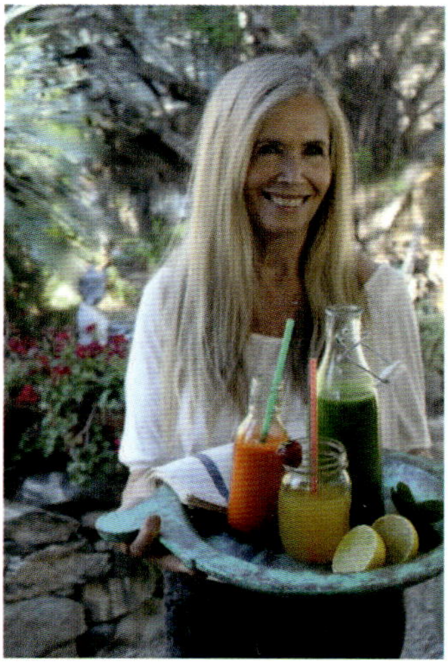

Oder Frauen wie Mimi Kirk aus Kalifornien, die mit Mitte 70 für ihren gesunden Lebensstil und ihre Rohkostbücher wirbt. Sind das nicht alles tolle Frauen mit einer tollen Ausstrahlung? Das macht Spaß, sie zu sehen oder vielleicht auch zu kennen. Das kann auch eine Frau aus Ihrer Nachbarschaft sein.

Wenn Sie einen solchen lebhaften Menschen in ihrer Nachbarschaft haben, dann suchen Sie doch mal seine Nähe, Sie können bestimmt etwas Neues lernen.

Wie möchten Sie sich denn fühlen in Ihrem 3. Alter? Sie möchten doch frei von Schmerzen sein, beweglich und voller Energie? Dann müssen Sie etwas für sich tun. Mit einem Konzept für Körper und Seele.

Jede Veränderung beginnt im Kopf

Dafür müssen Sie Gewohnheiten ändern. Um Gewohnheiten zu ändern brauchen Sie Willenskraft. Damit Sie auch wirklich durchhalten, kann ich Ihnen dabei helfen.

1. <u>Sie machen sich Gedanken:</u>
   Sie wissen um Ihren körperlichen Zustand und

wollen etwas in Ihrem Leben ändern.

2. Sie haben ein Ziel:
   Sie möchten vielleicht abnehmen, gesünder, fitter, energievoller, zufriedener und glücklicher werden.
3. Sie haben ein Motiv:
   Sie möchten Ihr Leben genießen und Spaß am Leben haben.
4. Jetzt brauchen Sie Willenskraft:
   Sie müssen diesen Weg bis zum Ziel gehen.

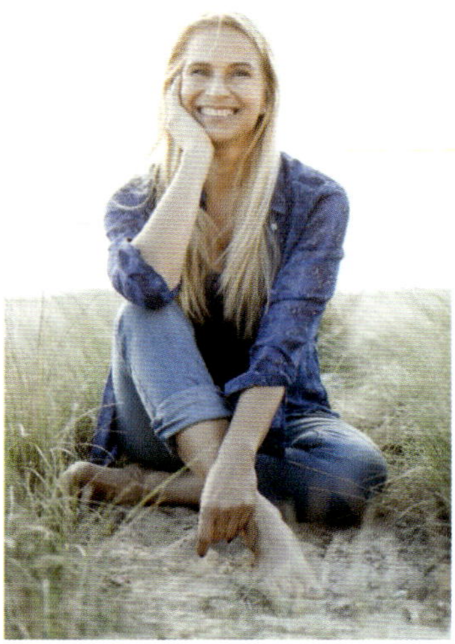

Ich kann Ihnen Tipps geben und Sie auf diesem Weg ein Stück begleiten. Durchhalten und konsequent sein, das müssen Sie selbst, da kann Ihnen niemand von außen helfen.

Was können Sie konkret tun?

Ich erzähle Ihnen hier auf jeden Fall nichts Neues, Sie müssen es auch tun. Beginnen Sie heute:

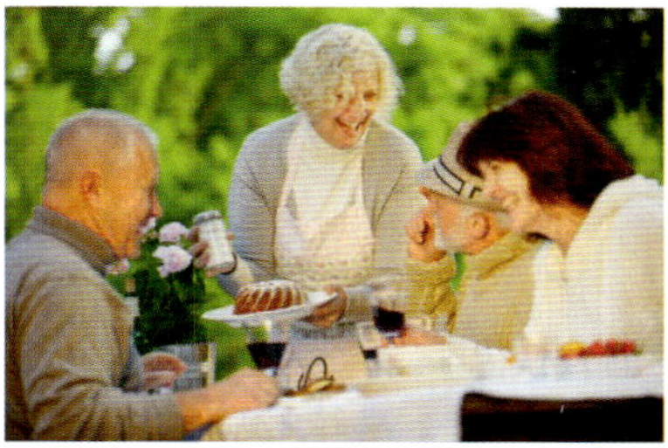

Treffen mit Freunden

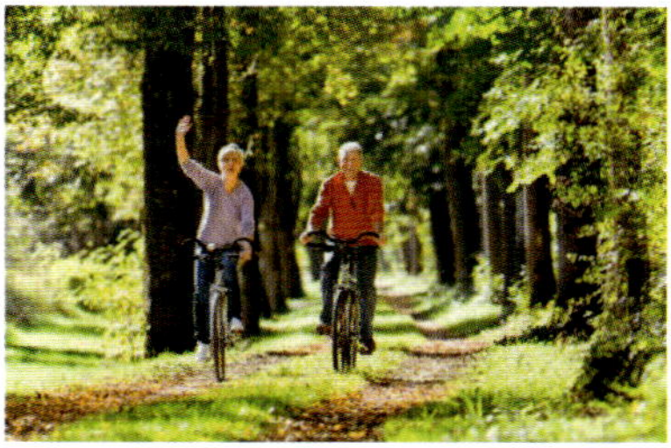

Bewegen Sie sich täglich

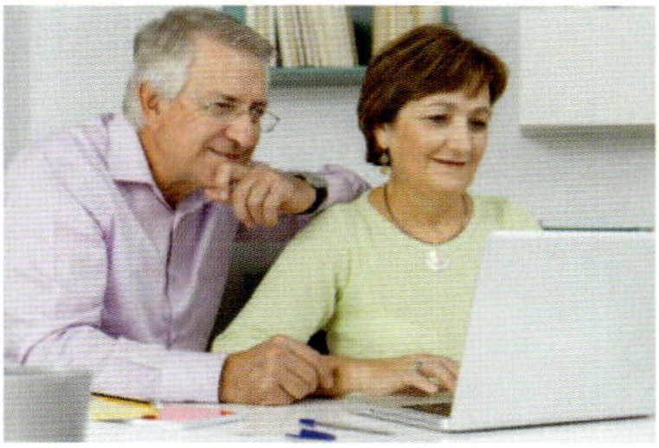

Lernen Sie dazu

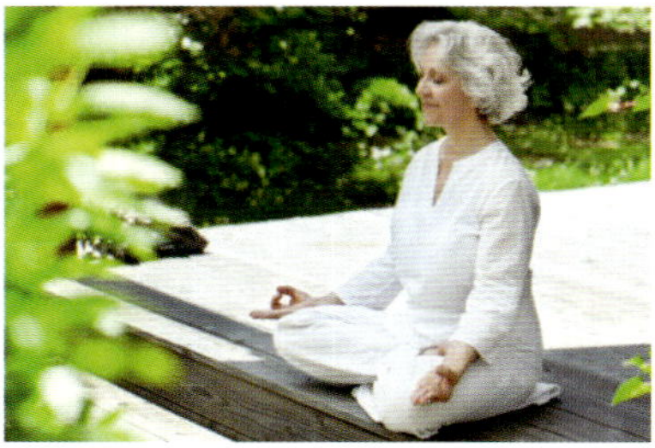

Entspannen Sie

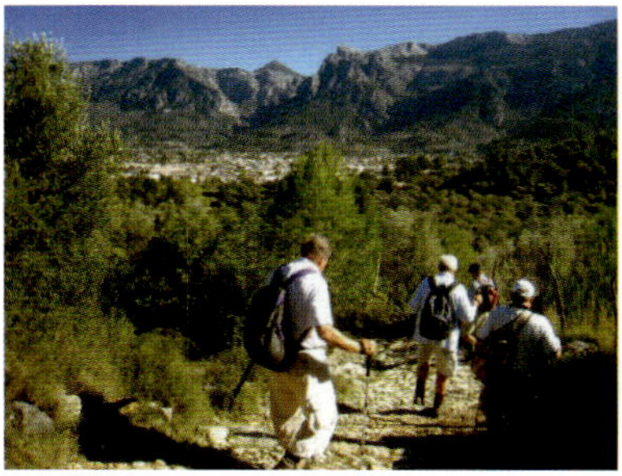

Gehen Sie raus

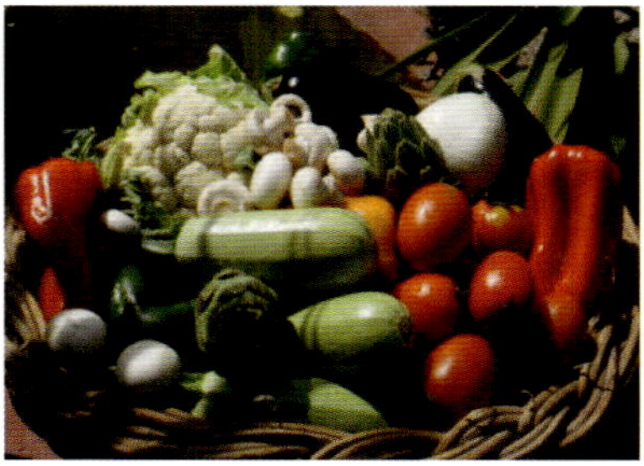

Genießen Sie gesunde Ernährung

Alles eine Frage der Haltung

Unter der richtigen Haltung verstehe ich die innere Einstellung, genauso wie die Körperhaltung, denn sie bedingen auch einander.

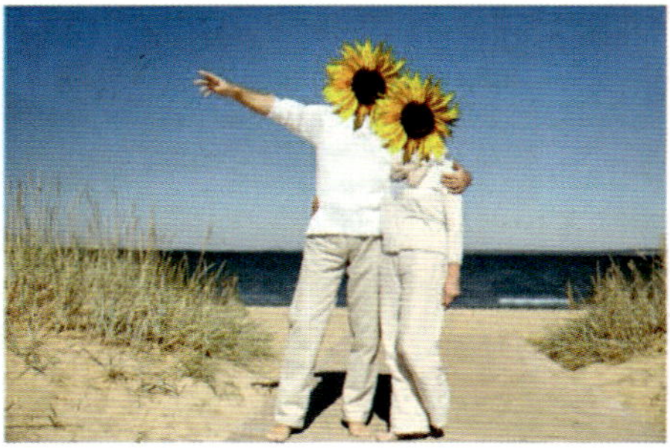

Wie alt schätzen Sie dieses Paar ein? Sie denken sicher an ein mittleres Alter, da die Beiden mit einer aufrechten Haltung und voller Lebensenergie da stehen?

Mit einer guten aufrechten Körperhaltung sehen Sie schlanker, größer, selbstbewusster, sicherer, attraktiver und jünger aus. Im Anhang finden Sie einfache Übungen. Üben Sie ab heute diese Haltung so oft wie möglich. Nehmen Sie die Haltung ein, wenn Sie einen Raum betreten, gehen Sie mit dieser jugendlichen Haltung durch den Park und üben Sie diese Haltung auch an Ihrem Arbeitsplatz im Sitzen. Machen Sie diese Übung, so oft Sie daran denken.

Auch wenn wir mal müde, frustriert und antriebslos sind, können wir unsere Stimmung durch unsere Körperhaltung beeinflussen, und nicht nur umgekehrt. Ein schweres Leben mit Verantwortung, die auf unseren Schultern lastet, kann uns beugen und krumm machen, aber auch umgekehrt. Eine gute Körperhaltung kann uns stärker, selbstbewusster und attraktiver machen.

Das haben auch wissenschaftliche Tests bewiesen. Das ist also eine Übung für uns selbst, und zugleich verändert sie auch, wie wir wahrgenommen werden. Eine gute Körperhaltung macht sogar schlanker. Das kann rein optisch schon ein paar Pfunde ausmachen.

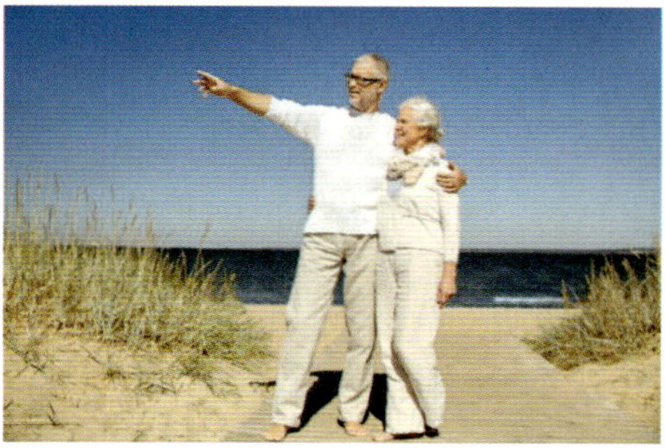

Das Paar ist tatsächlich schon im dritten Lebensabschnitt.

Welche Rolle spielt dann noch, ob sie Falten oder graue Haare haben?

Unsere positive, gute Laune und selbstbewusste Körperhaltung macht uns auch für unsere Mitmenschen schön. Schlanker und jünger zu wirken ist in erster Linie eine Frage der Haltung.

Haltung und gute Beweglichkeit

Haben Sie sich schon mal gefragt, warum uns manche ältere Menschen so jung und dynamisch vorkommen, obwohl Sie faltig und grau sind? Warum sehen manchmal ältere Frauen und Männer von Weitem wie junge Menschen aus? Dann beobachten Sie doch mal die Haltungen und die Bewegungen.

Sie werden feststellen, jung wirkende Alte gehen aufrecht, ihr Gang ist elastisch und sie sind beweglicher als ihre

Altersgenossen. Was nützt ein faltenfreies Gesicht, wenn die Haltung gebeugt, der Gang schleppend und die Bewegungen steif sind. Das wirkt müde und alt.

Jünger wirken ist also eine Frage der Haltung, geistig und körperlich! Am Ende des Buches zeige ich Ihnen Übungen für eine gute Haltung. Genauso Übungen für eine verbesserte Rumpfmuskulatur, denn ohne eine gute Rückenmuskulatur können wir uns nicht aufrichten. Die Folge sind Rückenschmerzen.

Wichtig ist, dass Sie sich immer wieder erinnern, vor allem, wenn Sie schon zu lange gewohnt sind "sich hängen zu lassen". Eine Teilnehmerin meines Coachings hatte mal die Idee, „post-its" aufzuhängen, um sich immer und überall zu erinnern, gerade zu stehen und zu sitzen.

Mehr Beweglichkeit

Beweglichkeit hat den gleichen positiven Effekt wie die Körperhaltung. Ein beweglicher Mensch wirkt jünger, dynamischer und schöner, und auch dafür können wir etwas tun. Beweglichkeit muss jedoch täglich trainiert werden, wenn sie uns nicht in die Wiege gelegt wurde.

Ist Ihnen auch schon einmal aufgefallen, dass es Menschen gibt, die wirklich schon älter, über 70, 80 oder 90 sind und unglaublich jung und dynamisch wirken? Dabei haben sie Falten und graue Haare? Dafür haben sie einen elastischen Gang, können auf dem Boden sitzen und ihren Kopf und Körper drehen.

Diese Personen sind beweglich und locker und wirken dadurch sehr jung. Wir wollen ja alle älter werden, wir wollen aber nicht müde, langsam und farblos werden. Auf Gelenk- und Rückenschmerzen können wir verzichten, wir möchten attraktiv und lebenslustig sein. Wir wollen Freude am Leben haben und es genießen können, wir wünschen uns eine tolle Ausstrahlung, Fitness und Gesundheit.

Das Beste ist, Übungen für Haltung, Beweglichkeit und Lockerungsübungen in den Alltag einzubauen. Sie können diese Übungen immer und überall machen. Auch im Büro oder unterwegs und: Umso häufiger, desto besser. Ok, ich gebe zu, bei manchen Übungen ist es angenehmer, wenn Ihnen niemand zusieht, sonst haben sie vielleicht ein paar Lacher auf Ihrer Seite.

So zum Beispiel bei einer meiner Lieblingsübungen. Ein sehr guter Moment zum Lockern der Hüfte und Taille ist das Zähneputzen. Die Übung finden Sie im Anhang. Nicht übertreiben, dafür jeden Morgen und jeden Abend, immer die 3 Minuten während des Zähneputzens, und Sie werden überrascht sein, wie beweglich Sie werden und vor allem, wie gut das tut.

Die Hüfte ist die Mitte unseres Körpers. Beweglichkeit in der Hüfte sorgt für sehr viel Wohlbefinden, nicht zuletzt, weil Übungen in dieser Region immer auch für eine bessere Verdauung sorgen. Mit Musik macht das übrigens noch mehr Spaß.

Im Anhang finden Sie Übungen, die Sie auch in der Öffentlichkeit machen können.

Jeder Mensch ist anders schön

Zum Glück ist ja nicht jeder Mensch gleich, auch wenn heutzutage viele Frauen gleich aussehen möchten. Frauen gehen nicht nur mit dem Foto einer Schauspielerin zum Friseur, sie gehen mit dem Foto auch zu ihrem Chirurgen. Neulich habe ich mal gelesen, welche Gesichtspartien und Körperteile prominenter Vorbilder in der plastischen Chirurgie die beliebtesten sind.

Wie schade, denn auch die Geschmäcker sind verschieden. Da ist es eher ungünstig, wenn wir alle das gleiche Ideal haben. Dazu kommt auch noch, dass wir ja nicht alle die gleichen Voraussetzungen haben.

Wollen wir denn alle von dem gleichen Mann geliebt werden? Oder wollen wir von der breiten Masse der Durchschnittsmenschen geliebt werden? Nein, sicherlich nicht. Wir wollen von unserem nächsten Umfeld geliebt werden, von unserem Partner, der Familie, den Freunden. Und wir wollen geliebt werden für das, was und wer wir wirklich sind. Und wenn wir auf Partnersuche sind, dann sollten wir auch keine falschen Tatsachen vorspielen, weder im Verhalten noch im Aussehen. Damit meine ich nicht, dass wir uns gehen lassen sollten. Ein gepflegtes Aussehen und eine gute Stimmung sind Voraussetzungen für unser eigenes Wohlbefinden und für die Wahrnehmung von außen.

Jeder Mensch ist also durch sein ganz persönliches Aussehen und Verhalten schön. Da sind zunächst die Gene, ohne dass wir sie als Ausrede für unsere Unzulänglichkeiten benutzen sollten. Aber natürlich können Sie in keine 38er

Jeans passen, wenn Ihre Mutter und Großmutter ein ausladendes Becken hatten.

Eine viel größere Rolle spielen jedoch die Gewohnheiten. Gewohnheiten im Lebensstil, die mit dem Aufstehen am Morgen beginnen und mit dem Einschlafen enden. Was sind wir gewohnt zu essen, wie viel bewegen wir uns? Gewohnheiten zu ändern ist sehr schwer, Sie können sie nur durch neue Gewohnheiten ersetzen, und das braucht etwas Zeit. Wir können uns nicht wesentlich ändern, aber unsere Gewohnheiten können wir ändern. Wir können uns an gesündere Gewohnheiten gewöhnen, die uns mehr Energie geben. Selbst, wenn wir alle gleich leben würden, wären wir immer noch nicht gleich gesund, fit und energievoll.

Der Lebensstil spielt die allergrößte Rolle. Sie arbeiten im Büro, wo Wert auf ein gepflegtes Äußeres gelegt wird oder Sie müssen oder wollen repräsentieren? Da kleiden, schminken und frisieren sie sich anders als wenn sie Kinder, Haushalt und Tiere managen oder ein sportlicher Single sind.

3 verschiedene Typen von Frauen

Es gibt viele unterschiedliche Typen. Ich habe uns Frauen kurzerhand in 3 unterschiedliche Typen eingestuft. Klar gibt es mehr, und klar, es gibt Mischformen. Ich möchte dennoch anhand dieser 3 Typen die Unterschiedlichkeit erklären:

Typ 1: Die feine Frau

Die „Feine“ ist schlank, elegant, asketisch. Sie ist in der Regel nicht die große Genießerin. Knabbert nur hin und wieder an einem Salatblatt.

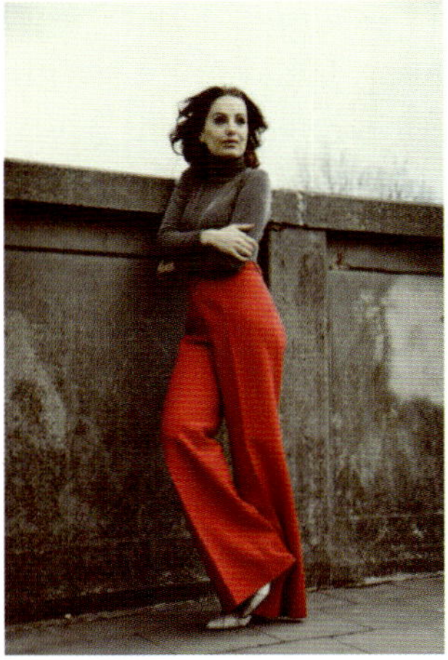

Die „Feine“ fühlt sich damit wohl, ist glücklich, wie sie ist. Sie kann alles tragen bis ins hohe Alter. Sie lebt minimalistisch, das betrifft auch den Sport, denn sich draußen viel zu bewegen und zu schwitzen erscheint ihr undenkbar.

Sie schützt ihre Haut vor der Sonne, und so ist und bleibt sie für ihren Partner die attraktive Begleitung zu abendlichen Einladungen und auf Reisen. Sie wird beneidet um ihre Disziplin und dafür, dass sie alles tragen kann.

Die „Feine“ ist ein Frauentyp, den wir gerne anschauen. So wollen wir auch aussehen. Diesen Kleidungsstil möchten wir auch tragen können. Doch wollen wir dafür auch so asketisch und minimalistisch leben? Diese Frage muss sich jeder selbst beantworten.

Typ 2: Die sportliche Frau

Die sportliche Frau ist etwas muskulös, burschikos, eher androgyn. Sie denkt praktisch, ein betont feminines Auftreten liegt ihr fern. Sie trägt am liebsten Jeans mit Hemd, dabei könnte gerade die „Sportliche" ihre Figur betonen.

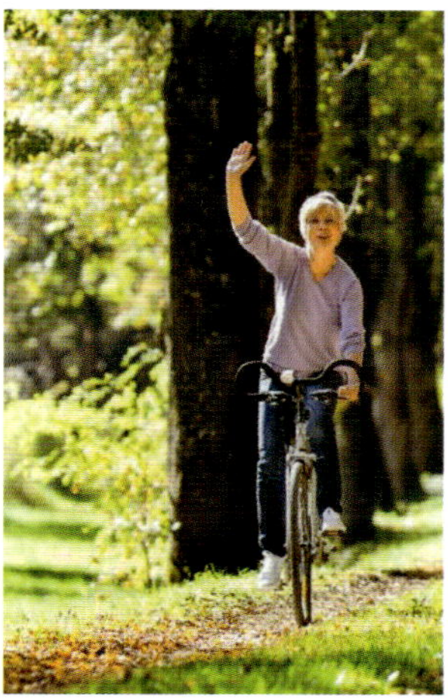

Ein Flirt vermischt sich schnell mit einem kumpelhaften Verhältnis, sie ist eher die Frau zum Pferde stehlen. Viele Frauen beneiden sie für ihre sportliche Figur und den zwanglosen Umgang mit dem anderen Geschlecht.

Sportliche Ambitionen müssen eine selbstverständliche Gewohnheit in unserem Tagesablauf sein, sonst wird die Überwindung der inneren Schweinehunds zu einer täglichen Qual. Die Sportliche quält sich nie zum täglichen Sport, sie braucht die tägliche Bewegung.

Typ 3: Die weibliche Frau

Die weibliche Frau ist etwas runder und hat auf jeden Fall mehr Sexappeal als die „Sportliche" oder die „Feine". Ein paar Rundungen stehen jeder Frau und machen sie erst weiblich.

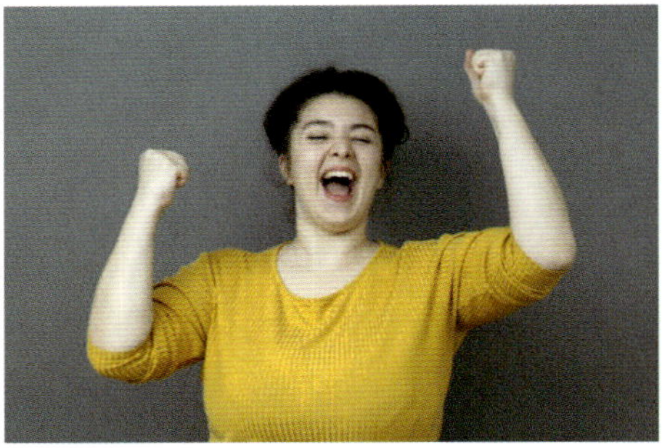

Eine selbstbewusste „Weibliche“ ist das Sinnbild einer Frau. Sie hat Brust, Po und ein bisschen Bauch.

Die Weibliche kann gut den Körper umspielende Kleidung tragen. Feminin und luftig locker oder figurbetont, je nachdem, wie rundlich sie ist.
Bei einer weiblichen Frau fühlt man sich wohl und geborgen. Als Freundin genauso wie als Mann oder Familienmitglied. Deshalb finde ich es schade, wenn gerade diese Frauen einen anderen Typ anstreben, der sie überhaupt nicht sind.

Der weibliche Typ ist leider der Typ mit dem wenigsten Selbstbewusstsein. Schauen Sie sich doch mal genau an und erkennen sie Ihre Schönheit!

Das unterteilen in nur 3 Gruppen von Schönheitstypen ist natürlich sehr vereinfacht, es gibt sehr viele Untergruppen und Mischformen. Zu viel Gewicht ist natürlich genauso ungesund und unschön wie zu wenig Gewicht, das wissen wir alle. Aber streben wir auch nicht das Unmögliche an und werden wir dabei nicht unglücklich. Es gibt unterschiedliche Charaktere. Gehören Sie zu einem der drei genannten Typen, können Sie sich kaum in einen anderen Typ verwandeln.

Also nicht zu Tode hungern, wenn Sie eigentlich eine Genießerin sind. Quälen Sie sich nicht zum Sport, wenn

Bewegung so überhaupt keinen Spaß macht. Und wenn Sie weiblich sind, arbeiten sie an Ihrem Selbstbewusstsein. Wenn eine Frau weiblich ist, ist das doch wunderbar.

Schönheit im Auge des Betrachters

Schönheit liegt im Auge des Betrachters und zu einem sehr großen Teil am Selbstbewusstsein. Manchmal scheint mir, als würde Selbstbewusstsein auf andere Menschen überspringen. Geht das?

Ich möchte von meinem Schwimmbad in Palma erzählen, in dem ich trainiere. Es ist ein Schwimmbad für Schwimmer und kein Spaßbad. Das Schwimmbecken ist, anders als in Deutschland üblich, komplett in Bahnen aufgeteilt. Dort trainieren Jugendmannschaften genauso wie wir Masters-Schwimmer. Masters-Schwimmer schwimmen Wettkämpfe in Altersgruppen unterteilt, bis über 90jährige. Dass diese 80 und 90 jährigen alte und dennoch durchtrainierte Körper haben, versteht sich von selbst.

Doch auch ganz normale Omis und Opis schwimmen dort ihre Bahnen. Ganz langsam und gemütlich, aber ganz regelmäßig, Tag für Tag. Keine Sportler, aber sie tun etwas für sich. Die Figuren sind nicht durchtrainiert, die Frauen sehen aus wie von Loriot gezeichnet. Können Sie sich erinnern? Kleine ältere Frauen, keinen Po, wenig Brust, einen runden Bauch. Jetzt stellen Sie sich diese Frauen in einer Clique unter der Dusche vor. Ein runder Raum, ca. 8 Meter Durchmesser. Die Frauen sind nackt, seifen sich ein, schrubben sich mit Schwämmen ab, lachen, erzählen, sind vollkommen frei und selbstbewusst. Ich liebe diesen Anblick. Da geht einem das Herz auf. Keine Scheu, selbstsicher, selbstbewusst, sie haben Spaß, und das macht sie schön. Ok schön ist nicht ganz der richtige Ausdruck, aber süß, sympathisch und liebenswert, was will man noch?

Es geht also darum, an Selbstbewusstsein, Selbstsicherheit und an der eigenen Freude zu arbeiten. Wir müssen wissen, wann es uns gut geht. Wir brauchen ein gutes Körpergefühl, und dafür kann man etwas tun. Die kleinen rundlichen Frauen sind auch so gut drauf, weil sie sich täglich im Schwimmbad treffen, sich bewegen und lachen.

Schön durch persönliches Empfinden

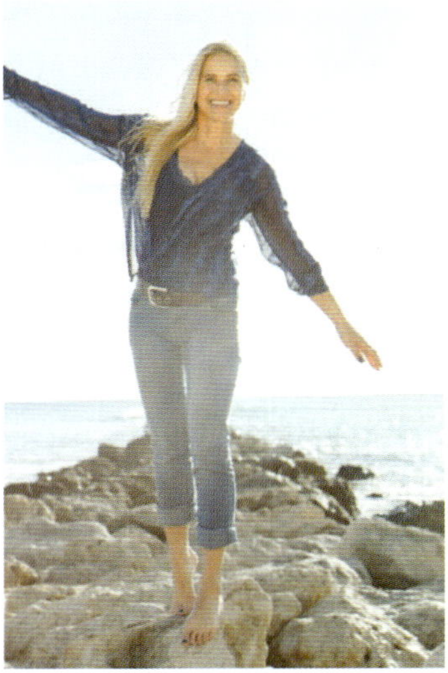

Positives Denken ist der Schlüssel für unser Wohlbefinden. Dabei können wir unsere Gedanken nicht von unserem Körper isolieren. Positiv denken fällt uns leichter, wenn wir den Körper täglich bewegen, genauso, wenn wir gesünder essen. Dann sind wir einfach besser drauf.

Dabei können wir nicht ständig gute Laune haben, wir können uns auch nicht einfach vornehmen, positiv zu denken. Wir haben alle unsere Lebensumstände: finanzielle Sorgen, Sorgen um die

Gesundheit, den Partner, die Kinder oder Sorgen um den Job.

Das können große Sorgen sein, aber es gibt auch kleine Sorgen und tägliche Ärgernisse: Fährt der Typ im Auto hinter mir zu dicht auf, oder warum muss die Frau an der Supermarktkasse vor mir so lange mit der Kassiererin reden? Ich kenne Menschen, die regen sich den ganzen Tag über Kleinigkeiten auf und haben überhaupt keine echten Probleme.

Es scheint fast, als gehörten Probleme zu unserem Leben, denn immer wieder fällt mir auf, dass Menschen, die den ganzen Tag meckern, keine großen Probleme haben. Ein bisschen Demut und Dankbarkeit wären da angebracht, wenn man sieht, dass Menschen, die gerade mal ein Dach über dem Kopf und nur wenig zu essen haben, lachen und glücklich sind, weil sie genau das Minimum haben und nicht mehr.

So viele Menschen haben nicht einmal das Minimum. Nichts zu essen, kein sauberes Wasser und dann vielleicht auch noch Krieg. Darüber sollten wir ab und zu nachdenken. Ständiges Meckern, immer nur das Negative zu sehen und nicht das Positive macht hässlich und verbittert.

Ist positives Denken erlernbar? Auf jeden Fall. Sie brauchen jetzt aber nicht zu denken, ich laufe dann nur noch gut gelaunt durch die Gegend. Der Mensch ist mit positivem und negativem Denken ausgestattet, allein um zu überleben. Ängste sind auch zum Schutz und Selbstschutz da. Sie lassen uns auf der Hut sein, damit wir nicht angegriffen oder überrumpelt werden. Aber ohne das positive Denken sind wir keine sozialen Wesen.

Dann könnten wir nicht miteinander, aber genauso wenig für uns allein existieren. Ausschließlich negativ denkende Menschen vereinsamen und werden schließlich depressiv. Um uns besser zu fühlen, können wir den Anteil an positiven Gedanken bewusst erhöhen.

Ein Beispiel:
Sie stehen an der Supermarktkasse. Vor Ihnen eine kleine Omi aus ihrer Nachbarschaft. Sie braucht lange, die Verkäuferin hilft ihr, die Lebensmittel in der Tasche zu verstauen. Dabei fragt sie nach ihrer Enkelin, ob sie wieder zu Besuch kommt, weil sie dies und das eingekauft hat. Sie stehen hinter ihr und denken: Muss die Omi denn jetzt einkaufen, wo alle Berufstätigen ihre Einkäufe machen? Kann die Kassiererin nicht schneller packen? Warum fragt sie sie jetzt auch noch nach ihrer Enkelin, jetzt dauert es noch länger!
Oder sie denken: Ist die Omi nicht süß mit ihrem freundlichen Gesicht? Wie schön, dass die Kassiererin so hilfsbereit ist, und wie sympathisch von ihr, dass sie sich an ihre Enkelin erinnert! Wenn ich mal so alt bin, werde ich mich auch über diese Aufmerksamkeit freuen.

Dieses Beispiel zeigt, wie man eine Angelegenheit von einer positiven Seite sehen kann. Warum müssen wir uns ärgern? Ärger macht uns schlechte Laune, und die macht hässlich.

Schönheit mit Freude und Genuss

Um unser Leben wirklich genießen zu können, müssen wir so gesund und fit wie möglich bleiben. In jedem Alter.

> Die einfachste Methode abzunehmen,
> ist, ein Gourmet zu werden.

Das geht mit einem gesunden und gleichzeitig genussvollen Lebensstil. Gesund bedeutet nicht automatisch Verzicht auf Genuss, sondern das Gegenteil. Das heißt, gutes, qualitativ hochwertiges Essen bewusst genießen. Also nicht mal schnell nebenher essen. Oder sich den Magen vollschlagen.

Aber Genuss bedeutet nicht immer nur essen. Wir können ja genauso Musik oder ein Bad in der Wanne genießen.

Gehen Sie raus in die Natur

Schauen Sie sich ganz bewusst die Natur an, egal zu welcher Jahreszeit, egal was für ein Wetter Sie haben. Draußen in der Natur tanken wir nicht nur Licht und Luft, wir stimulieren die Sinne und wirken negativen Gedanken entgegen. Genießen wir die Natur, die Stille, beobachten wir die Wolken und den Horizont.

Gelegenheiten gibt es überall. Wenn Sie in einer Stadt sind, dann gehen Sie in einen Park oder fahren Sie mit der S-Bahn ein Stückchen raus. Lassen Sie das Auto stehen. Sie werden merken wie gut das tut, auch mental.

In Gesellschaft

Genuss und Freude haben wir besonders auch in einer Gesellschaft, die uns gefällt.

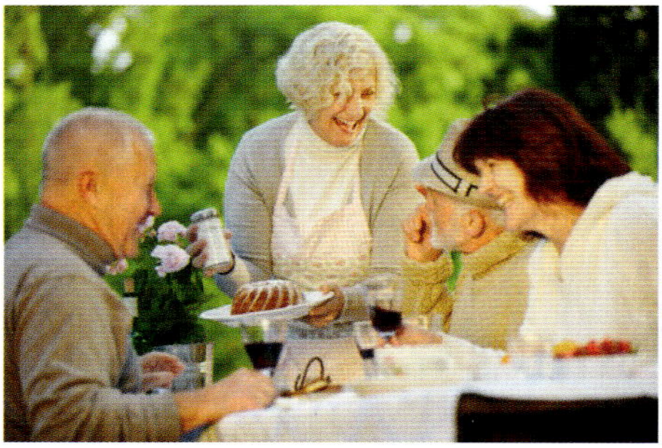

Das können unsere Kinder und Enkelkinder sein genauso wie eine liebe Freundin oder ein Freundeskreis, mit dem wir einen Ausflug machen. Ich möchte behaupten, umso älter wir werden, umso wichtiger wird für uns die Gesellschaft, in der wir uns wohl fühlen. Tiefes Glück empfinden wir mit Menschen, die uns emotional nahe stehen.

Immer wieder können wir beobachten, wie traurig es gerade für ältere Menschen ist, wenn sie nicht mehr mobil sind, um rauszugehen und sich mit Freunden zu treffen. Erst sagen sie, „ich bin auch ganz gerne alleine zu Hause“, dann kommt die Zeit, dass sie ihre Kontakte nicht mehr pflegen und immer weniger Besuch bekommen, bis sie nur noch allein in ihren 4 Wänden sitzen, vielleicht nur noch Fernsehen schauen und auf den nächsten Besuch von einem Angehörigen hoffen. Warten Sie nicht so lange, bis diese

Situation eintritt. Freundschaften müssen gepflegt werden. Ergreifen Sie die Initiative, treffen Sie Menschen!

Lachen hält jung, umgeben Sie sich mit Menschen, die Sie mögen und mit denen Sie Spaß haben. Wenn Sie Sport mit netten Leuten machen, gewinnen Sie doppelt. Es gibt Sport für jedes Alter. Oder verabreden Sie sich für eine kleine Wanderung oder einen Spaziergang mit einem gesunden und köstlichen Picknick.

Was halten Sie von der Idee, etwa jeden 1. Sonntag im Monat eine Wanderung mit Freunden oder Familie zu unternehmen? Es könnte jedes Mal ein anderer die Planung übernehmen, und jeder bringt etwas zu Essen mit. Es gibt viele leichte und leckere Rezeptideen. Verzichten Sie auf den fetten Nudelsalat und die Bockwurst. Im Anhang habe ich köstliche Rezeptideen für Sie!

Ich verspreche, Sie werden viel Spaß haben und diese Ausflüge nicht mehr missen möchten.

Schön ist ein Mensch, der glücklich ist und dessen Augen vor Begeisterung blitzen.

Machen Sie sich einen Plan

Ich empfehle Ihnen, jeden Tag etwas für sich zu tun. In den Spiegel schauen und zu jammern hilft nicht. Sie müssen schon selbst aktiv werden. Machen Sie sich einen Plan. Mir helfen ein Monatsplan, ein Wochenplan und ein Tagesplan. Anders kann ich mein hohes Pensum an Arbeit, Sport und Freizeit nicht organisieren. So behalte ich die Übersicht und so weiß ich auch, was jeden Tag auf dem Programm steht. Dabei behalte ich immer auch kleine Puffer für die unvorhersehbaren Dinge im Leben.

- An welchen Wochentagen planen Sie eine sportliche Aktivität, das kann auch ein ausgedehnter Spaziergang sein.
- Wann treffen Sie sich mit Freunden, zum Sport oder einfach nur zum Austausch.
- Überlegen Sie, welche gesunden Rezepte sie ausprobieren möchten (Rezepte im Anhang)
- Schauen Sie sich eine Doku über ein fremdes Land an. Bilden Sie sich weiter.

Und denken Sie daran: Lachen hält jung. Ich wende diesen Trick oft an. Es gibt unendliche Möglichkeiten, sich Gutes zu tun und damit an natürlicher Schönheit zu gewinnen.

Wahre Schönheit kommt eben doch von innen. Teure Cremes oder gar ein kosmetischer Eingriff helfen auch nur oberflächlich. Wahre Schönheit kommt von Ernährung, Bewegung und von der richtigen Einstellung sich selbst gegenüber.
Wir wollen ja alle älter werden, aber dabei nicht müde, langsam und farblos. Auf Gelenk- und Rückenschmerzen können wir verzichten, wir möchten attraktiv und lebenslustig sein, wenn auch mit ein paar Falten mehr als früher. Dafür müssen oft nur einige Gewohnheiten geändert werden.

Beginnen Sie noch heute

Mein **Natürlich-Schön-Programm** lässt sich überall und jederzeit umsetzen. Wir können einen gesünderen Lebensstil in jeden Alltag einbauen, wenn wir nur wollen.

Es liegt allein an Ihnen, was Ihnen Ihr Genuss am Leben, Ihr Körper und Ihr Geist Wert sind. Sie können gleich heute anfangen. Gesund essen und spazieren gehen können Sie immer und überall. Jeder kann etwas für sich tun, um sich wohler zu fühlen. Viele von Ihnen wollen vielleicht abnehmen, andere wollen nur etwas für ihre Fitness oder ihre Gesundheit tun. Jeder auch nur noch so kleine Schritt hilft Ihnen dabei, sich besser zu fühlen.

Machen Sie jede Reise zu einer Reise zu sich selbst.
Nur wer sich selbst liebt, kann auch andere lieben.

2. Geheimnis gesunde Ernährung

Keine Angst, ich möchte Ihnen weder den Genuss noch den Spaß am Essen nehmen. Ganz im Gegenteil. Genuss bedeutet ja nicht Völlerei, und die Auswahl hier in Europa ist so groß, dass Sie wunderbar herausfinden können, was es an gesunden und zugleich köstlichen Nahrungsmitteln gibt und auch was Ihnen schmeckt.

Nur der Genuss an gesundem Essen kann der Start für eine dauerhafte Ernährungsumstellung sein. Ernährung ist für den Körper der Treibstoff. Mit einem schlechten Treibstoff haben wir keine Energie, der Körper funktioniert nicht. Das fühlen wir nicht nur, das kann man auch sehen.

Beim Stichwort Ernährung denken die meisten von Ihnen gleich ans Abnehmen. Denken Sie doch zuerst einmal an Ihre Gesundheit. Die richtige Ernährung macht sie gesund und beugt gegen Krankheiten vor. Mit der richtigen Ernährung stärken Sie Ihre Abwehrstoffe und straffen Ihren Körper. Und mit der richtigen gesunden Ernährung habe Sie mehr mentale Energie und mehr Lebensfreude. Abnehmen werden Sie als Nebeneffekt, und auch Ihr Hautbild verbessert sich, ist das nicht schön?

Ich garantiere Ihnen mehr Lebensfreude, mehr Genuss, weniger Bauchumfang durch weniger Bauchfett. Das Ganze ohne Diät, ohne Medikamente und ohne Apparaturen. Und gleich vorweg die gute Nachricht, Sie können essen, so viel Sie wollen!!! Ja Sie hören richtig, so viel Sie wollen. Das bedeutet aber nicht, was Sie essen und auch nicht wann Sie essen.

Abnehmen, ohne das Essverhalten zu ändern? Abnehmen mit Hilfe von Fett-Weg-Apparaten? Abnehmen ohne Bewegung? Haben Sie bisher geglaubt, das hilft? Ja, das alles hilft, aber nur den Herstellern und Initiatoren solcher Programme. Mein Programm ist ein Ernährungskonzept und keine Diät. Ich verspreche keinen Gewichtsverlust von 5 kg pro Woche. Dafür erleben Sie bei mir auch keinen Jojo-Effekt.

Bei einer dauerhaften Ernährungsumstellung lösen neue Gewohnheiten die alten Gewohnheiten ab. Sie essen bewusster und genießen jede Mahlzeit.

Gewohnheiten ändern

Damit sind wir bei der größten Herausforderung. Das Ändern von Gewohnheiten. Oft denken wir, etwas schmeckt uns. In Wirklichkeit ist es nur eine Gewohnheit. Weil wir etwas von Kindheit an gewöhnt sind, schmeckt es uns. Seien Sie doch mal neugierig. Probieren Sie etwas Neues und Gesünderes aus. Genießen Sie unterschiedliche Aromen und neue Geschmackserlebnisse.

Wer für immer schlank, gesund und fit werden möchte, braucht eine gesunde Ernährung und tägliche Bewegung. Zu einer gesunden Ernährung gehören weder Diäten noch Hungerkuren, eine gesunde Ernährung besteht aus einem ausgewogenen Verhältnis von gesunden Kohlehydraten,

Eiweiß, Fetten, Vitaminen und Mineralien. Nicht nur für einen begrenzten Zeitraum. Wie Sie sich ernähren, muss zu Ihrer Gewohnheit werden und zwar für immer.

Wahre Schönheit kommt von innen

Jeder kennt den Satz: „Wahre Schönheit kommt von innen". Schönheit von innen bedeutet Ausstrahlung. Schönheit von innen bedeutet aber auch eine schöne Haut und ein festes Bindegewebe durch gesunde Ernährung.

Die Haut

Unsere Haut ist ein lebendiges Organ, noch dazu unser größtes. Das ernähren wir nicht von außen!!! Unsere Haut besteht aus verschiedenen Schichten. Nur die alleroberste Hautschicht können wir von außen pflegen und begrenzt nähren. Das sollten wir auf jeden Fall auch tun. Doch der Aufbau der Haut wird von innen genährt und geschützt.

In den unteren Schichten unserer Haut befinden sich Blut-Gefäße, die die Haut versorgen. Dort sind auch die Fettzellen und die Schicht, in der sich das Bindegewebe befindet. Das Bindegewebe besteht u.a. aus Elastin- und Kollagen-Fasern, die dafür verantwortlich sind, ob unsere Haut Spannkraft besitzt oder ob sie schlaff und faltig wird. Diese Fasern können von außen nicht versorgt werden, da sie einfach zu tief in der Haut liegen.

Leider lässt die Spannkraft mit den Jahren nach. Das kennen wir alle. Dort kommt die Kosmetik von außen nicht hin. Wir können diesen Vorgang nicht aufhalten, aber durch gesunde oder ungesunde Ernährung verlangsamen oder beschleunigen. Dazu später mehr.

Erst in der obersten Hautschicht, der Epidermis, werden die Hautzellen gebildet, die nach ungefähr 28 Tagen als Hautschüppchen abgestoßen werden. Hautzellen entstehen wie alle Zellen unseres Körpers durch Teilung mit Hilfe von Mikronährstoffen aus unserem Blut.

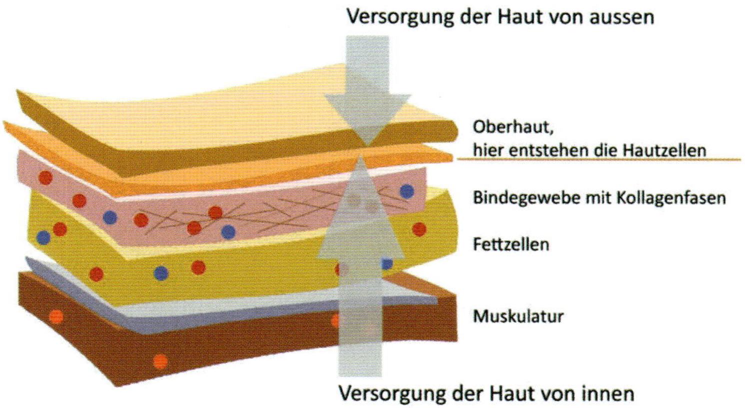

Kosmetik kommt von außen maximal bis in die Nähe der Zellbildung, nur bis in die Schicht, in der die Zellen bereits ohne Leben sind. Alles, was bis zu den Blutgefäßen eindringt, ist ein Medikament und damit eine medizinische Salbe, die nicht als Kosmetik verkauft werden darf. Dennoch ist eine gute Kosmetik sehr wichtig, wir dürfen nur keine Wunder erwarten.

Kosmetik hat in erster Linie die Aufgabe, unsere Haut zu schützen und zu pflegen. Die echte Versorgung der Haut passiert von innen. Genauso wie Umwelteinflüsse und Sonne von außen, kann ungesunde Nahrung von innen für vorzeitige Hautalterung verantwortlich gemacht werden. Ungesunde Nahrungsmittel verschlechtern das Hautbild sogar innerhalb weniger Tage!

Anders herum gibt es aber auch Lebensmittel, mit denen sie der Hautalterung entgegenwirken können. Antioxidantien in der Nahrung zum Beispiel schützen die Zellen vor vorzeitiger Hautalterung, und ein guter Zellstoffwechsel sorgt dafür, dass unsere Haut länger straff bleibt und jugendlich wirkt. Eine ungesunde Ernährung, Alkohol und Nikotin machen uns alt, das weiß inzwischen jeder. Doch warum ist das so?

Ungesunde Lebensmittel lassen uns früher altern

Fettiges Essen

Fettiges Essen wie Wurst, Süßigkeiten oder gar Chips lässt die Haut nicht nur altern, sondern verunreinigt sie auch. Da sind die gesättigten Fettsäuren aus dem tierischen Fett und gehärtete Pflanzenfette, die für Ablagerungen in unseren Blutgefäßen sorgen. Übrigens sind sie auch hauptverantwortlich für Herz-Kreislauf-Erkrankungen.

Bereits nach 12 Stunden können sich ungesunde Fette in Form von Unreinheiten auf der Haut bemerkbar machen.

Ich möchte jetzt noch einmal ausdrücklich sagen: Es spricht nichts dagegen, ab und zu eine gute ungarische Salami oder ein Stück Torte zu essen, wenn Ihnen wirklich danach sein sollte. Genießen Sie sie zu einem besonderen Anlass, verzichten Sie jedoch in Ihrem Alltag möglichst auf tierische Fette, um Ablagerungen in den Blutgefäßen zu vermeiden.

Zucker und Weizenmehl

Ähnlich ist es mit Zucker und Weizenprodukten. Sie „verkleben" unsere Zellen regelrecht. Zucker und alle raffinierten Kohlehydrate wie etwa das Weizenmehl, verbinden sich in der Haut mit Ihren noch intakten Kollagen-Strängen. Die verlieren dadurch an Elastizität. Unschöne Dellen an den Oberschenkeln entstehen und Falten bilden sich.

Da können Sie von außen cremen so viel sie wollen. Keine Creme der Welt gibt Ihrem Bindegewebe die Elastizität zurück, die Sie mit Zucker und Weizen zerstören.

Nach Konsum von Zucker und Weizenmehlprodukten kann es auch zu kleinen Pickelchen oder auch größeren Hautunreinheiten wie Akne kommen. Besonders das im Weizen enthaltene Protein ATI macht uns krank. ATI ist ein natürlicher Insektenabwehrstoff in der Pflanze. Der Weizen wurde in den letzten Jahrzehnten mit immer mehr ATIs gezüchtet. Das hat negative Auswirkungen für unseren Körper. Er kann mit heftigen Entzündungen reagieren, die überall im Körper auftauchen können. Auch im Darm und an den Gelenken.

Alkohol

Es gibt jedoch noch etwas, was sie nicht schöner macht. Obwohl es ja immer heißt, ihn oder sie könne man sich „schön saufen“.

Alkohol entzieht der Haut Feuchtigkeit, was die Faltenbildung begünstigt. Alkohol greift Blutgefäße an, kleine blaue Besenreißer bilden sich und kleine rote Äderchen erscheinen. Alkohol macht die Haut großporig. Das Gesicht wirkt aufgedunsen, und nicht zuletzt verlangsamt Alkohol den Stoffwechsel. Ein Grund neben den vielen Kalorien, warum Alkohol dick macht.

Also lieber Finger weg – nicht nur aus diätischen Gründen! Und wieder möchte ich sagen, wenn Sie einen feierlichen Anlass haben oder ein besonderes Essen genießen, trinken Sie gerne ein Glas Wein dazu. Damit werden Sie keinen Schaden anrichten.Wenn Sie dann wieder die ganze Woche auf Alkohol verzichten, ist alles gut.

Übergewicht

Leider sind in Deutschland mehr als die Hälfte aller Leute übergewichtig. Damit sind nicht die paar sympathischen und kuscheligen Kilos zu viel gemeint, sondern ein Gewicht, das die Gelenke und das Herz-Kreislauf-System belasten.

Gleichzeitig fehlen den meisten übergewichtigen Menschen die wichtigsten Vitalstoffe, die uns gesund und energievoll halten. Ohne die ausreichende Menge an Vitaminen,

Mineralien, Ballaststoffen und anderen wichtigen Mikrostoffen können wir unterernährt sein, obwohl wir übergewichtig sind.

Warum essen wir?

Ich sehe Ihre fragenden Gesichter und höre die Antwort: „Natürlich weil wir uns ernähren müssen. Weil wir die Energie brauchen und weil wir Essen genießen möchten…."
Ja, das stimmt, ich behaupte jedoch, es gibt noch viel mehr Gründe:

Essen aus Geselligkeit

Wer kennt das nicht? Wir haben eigentlich keinen Hunger mehr, haben vielleicht sogar schon gegessen. Dann kommen Freunde, wir sitzen und essen schließlich noch einmal. Das kann einen ganzen Nachmittag oder Abend so gehen. Achten Sie darauf, was Sie essen, welche Mengen Sie essen und auch in welchem Tempo. Sie können sehr einfach nur einen Teil der sonst gewohnten Mengen essen, ohne ungesellig zu sein. Essen Sie bewusst und genießen Sie, was Sie zu sich nehmen.

Essen aus Langeweile

Das ist ein denkbar schlechter Grund. Essen, nur weil uns nichts Besseres einfällt? Wie wäre es mit Bewegung? Gehen Sie an die frische Luft. Bewegung vertreibt Langeweile. Treffen Sie sich mit Freunden (nicht zum Essen), schauen Sie sich gemeinsam etwas an, es gibt viele Möglichkeiten. Auch ein spannendes Buch, natürlich ohne die Knabber-Schale in Reichweite - und Sie vergessen schnell das Essen nebenher.

Essen aus Frust

Auch ganz schlecht, denn dann begeben Sie sich in einen Teufelskreis.

Frust > Essen > Gewichtszunahme > Frust > Essen... usw.

Eine super Ausrede. Am besten erst gar nicht damit anfangen. Und wenn Sie bereits in diesem Rhythmus gefangen sind, können Sie diesen Kreislauf nur durch striktes Essen weglassen durchbrechen. Ich kann nur wieder empfehlen: Lenken Sie sich ab. Gehen Sie raus, bewegen Sie sich. Bewegung dämpft den Frust-Hunger. Nach ersten Erfolgserlebnissen haben sie den Teufelskreis schnell durchbrochen.

Essen aus Trost

Sie essen aus Trost nach einem Verlust oder aus Trost für ein nicht erreichtes Ziel? Was ändert das? Ändert das wirklich ihre Situation? Eine kurzes Gefühl der Befriedigung, und dann kommt das viel länger anhaltende schlechte Gewissen wegen der verputzten Tafel Schokolade. Essen aus Trost tröstet nur ganz kurz.

Essen aus Liebeskummer

Das machen uns die Leute in den Fernsehfilmen immer vor. Liebeskummer, die Frau sitzt mit ihrer besten Freundin auf dem Sofa und löffelt Eis aus der Familienpackung. Ist das so? Männer gehen bei Liebeskummer laufen oder ins Fitnessstudio. Ich kann mich erinnern, ich bekam bei Liebeskummer keinen Bissen herunter.... Vielleicht ist alles nur Klischee? Machen wir das einfach nicht nach.

Essen als Belohnung

Das ist leider ein trauriges Kapitel. Essen als Belohnung wird anerzogen. Ein Bonbon oder eine Tafel Schokolade für eine gute Leistung. Wirklich schlimm! Wir sind doch keine Hunde, die man mit einem Leckerli dressiert!!! Mit Essen belohnen ist reinste Dressur. Wenn diese Kinder erwachsen sind, dann denken sie, so geht es im Leben! Immer, wenn sie etwas gut gemacht haben, werden sie sich mit Essen belohnen. Angefangen mit einem Eis oder einer Schokolade bis hin zu einem Mehr-Gänge-Menü am Abend. Viel sinnvoller ist es doch, Kinder mit einer echten aufrichtigen Freude zu belohnen. Vielleicht mal etwas zusammen unternehmen? Ein ganz schlechter Ersatz für das Essen als Belohnung ist das Einkaufen. Geschenke gegen Leistung ist genauso eine Dressur wie die Belohnung mit Essen.

Essen aus Gewohnheit

Viele unserer Gewohnheiten stammen aus unserer Kindheit oder aus der Zeit, als wir jung waren. Gewohnheiten, die wir von unseren Eltern übernommen haben, müssen nicht immer gesund und zeitgerecht sein. Vom Belohnungssystem habe ich gerade geschrieben. Als wir jünger waren, war unser Körper im Wachstum und hatte als junger Mensch auch einen ganz anderen Kalorienbedarf. Behalten wir in mittlerem Alter unsere Gewohnheiten bei, werden wir an Gewicht beträchtlich zulegen.

Überprüfen Sie Ihre Gewohnheiten. Warum essen Sie so wie Sie essen? Weil Sie es so möchten, oder weil Sie es immer so gemacht haben? Gewohnheiten kann man ändern, am besten nach und nach. In meinem Coaching helfe ich, Gewohnheiten zu ändern und schlechte Gewohnheiten gegen gute, gesündere Gewohnheiten einzutauschen.

Essen nebenher

Das ist eine ganz schlechte Gewohnheit. Sie erfahren keinen Genuss, da Sie das Essen oft überhaupt nicht bemerken. Ich kenne das zu gut. Wie oft habe ich mich früher gewundert, dass die Kekspackung auf meinem Schreibtisch schon leer war? Ich hatte die Kekse einfach während der konzentrierten Arbeit gegessen und nicht einmal bemerkt, was ich tat. Das trifft auch für das Essen vor dem Fernseher zu.

In Deutschland fällt mir immer wieder auf, dass die Leute unterwegs, oft sogar im Gehen, essen. In Spanien, wo ich lebe, setzen sich die Leute zum Essen wenigstens auf eine Bank oder ein Mäuerchen. In Deutschland sieht man in Fußgängerzonen und einfach überall Menschen gehen, die etwas in der Hand halten und essen. Diese

Zwischenmahlzeiten sind überflüssig, ungesund, ohne Genuss und machen krank und übergewichtig.

Haben Sie sich bei einigen dieser Gründe zu essen wiedererkannt? Das ist gut, denn dann wissen Sie, was Sie in Zukunft ändern werden. Essen sollten wir mit Freude und Genuss. Denn dabei nehmen wir Nährstoffe auf und versorgen so unseren Körper optimal.

Essen, der Sex des Alters?

Es ist schon auffällig, wie mit fortschreitendem Alter das Essen zelebriert wird. Wie wichtig der Genuss von Gaumenfreuden wird und wie viele Menschen das gute Essen zu ihrem Lebensinhalt werden lassen.

Kann es sein, dass dies mit abnehmendem Hormonspiegel bei Männern und auch bei Frauen zu tun hat? Und wenn schon! Das Essen zu einer sinnlichen Erfahrung zu machen ist nicht der schlechteste Ausgleich. Und schließlich schließt das Eine auch nicht das Andere aus, oder?

Essen wie früher

Da ja hier die meisten Leser über 40 sind, möchte ich Sie daran erinnern, wie wir als Kinder gegessen haben. Was gab es wann? Und wie viel?

Ich erzähle jetzt mal von mir, ich denke, Sie finden sich vielleicht wieder. Es gab feste Mahlzeiten. Frühstück, Pausenbrot, Mittagessen, Abendessen. Es stand eine Schale Obst da, Obst der Saison. Ich erinnere mich an Pfirsiche, Kirschen und Erdbeeren im Sommer, Äpfel und Birnen im Herbst, Bananen immer, im Winter Orangen und Mandarinen. Alles, was gerade so reif war. Zwischendurch durften wir nur Obst essen, sonst gab es nichts. Schokolade bekamen wir, wenn meine Oma zu Besuch war. Ich habe Haferflocken mit Milch und ein wenig Zucker gefrühstückt, da ich sehr früh raus musste und nichts anderes runter bekam. Mittags gab es nicht jeden Tag Fleisch und nicht aus Geldgründen!!! Das war einfach so. Es gab auch mal Spinat mit gekochten Eiern und Kartoffeln, Nudeln mit Käse, Kartoffelpuffer mit Apfelkompott oder auch süß: Buchteln, Scheiterhaufen oder Ähnliches, da meine Oma aus Mähren stammte. Abends, nicht zu spät stand Brot mit Butter, Käse und Wurst auf dem Tisch, wie es so üblich war.

Samstags gab es immer eine dicke Suppe, und Sonntags kochte mein Vater, der ein sehr kreativer und hervorragender Hobbykoch war. Er fuhr auch schon mal 25 Kilometer, um bei einem speziellen Metzger ein besonderes Stück Fleisch zu kaufen. Zu trinken gab es Tee, Pfefferminze oder Hagebutte, Milch oder Apfelsaftschorle und Wasser. Mehr nicht.

Wichtig und gut war damals, dass es nichts zwischendurch gab. Die Essenspausen waren lang, das Essen war selbst und frisch zubereitet, wenn ich mal von eingemachten oder eingefrorenen Sachen aus dem Garten meiner Oma absehe.

Veränderte Essgewohnheiten

Ich schreibe das alles, weil sich die Essgewohnheiten unglaublich verändert haben. Ich beobachte, besonders in Deutschland, dass die Leute immer und überall essen.

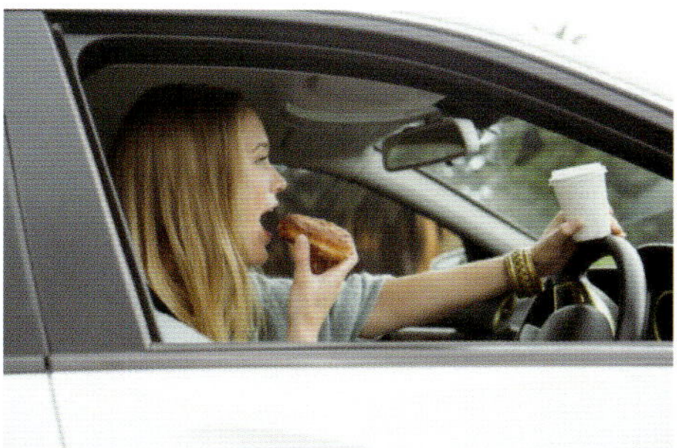

Kein Wunder, dass so der Blutzuckerspiegel permanent oben gehalten wird, dass der Körper ständig Insulin produzieren muss, bis Diabetes entsteht und dass das Übergewicht in der Bevölkerung ständig zunimmt. Warum ist das so gekommen? Weil viele nicht mehr zusammen am Tisch sitzen? Ich finde keine Erklärung.

Ich höre immer wieder: „Ich habe keine Zeit zum Essen, deshalb esse ich zwischendurch“. Wenn man jedoch zwischendurch nichts isst, so nimmt das doch auch keine Zeit weg, logisch, oder?

Man verhungert ja nicht, wenn man mal 3 Stunden nichts isst. Besinnen wir uns der alten Gewohnheiten von vor 30-40 Jahren, vieles war nicht so schlecht. Warum wir 3-4 Stunden Pause einhalten sollte erkläre ich gleich.

Wie ernähren wir uns gesünder?

Dafür gibt es 3 wichtige Regeln:

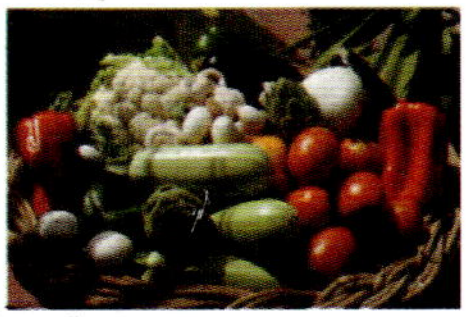

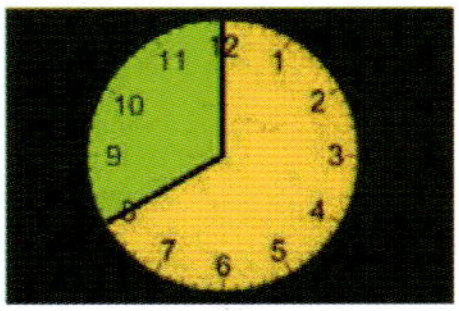

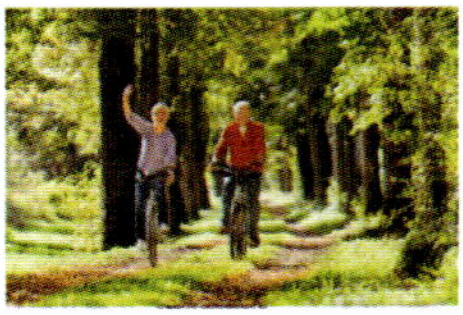

gesunde Nahrungsmittel	Essenspausen einhalten	täglich bewegen

1. Die richtigen Lebensmittel:

Gibt es richtige und falsche Lebensmittel? Ich behaupte ja! Falsche Lebensmittel machen uns krank, antriebslos und hässlich. Richtige Lebensmittel sorgen für eine stabile Gesundheit, mehr Energie und ein schönes Aussehen. Von Lebensmitteln und Genussmitteln, die uns schaden, auch im Aussehen, habe ich schon viel erzählt.

Was macht denn schön? Das sind alle natürlichen, nicht verarbeiteten Lebensmittel, wenn möglich ungespritzt, und für alle Fleischesser: Tiere, die gesund und artgerecht ernährt und gehalten wurden. Ganz oben auf der Liste gesunder Lebensmittel stehen die sogenannten Superfoods, frisches Obst und Gemüse, Beeren, Keimlinge, Samen und Nüsse. Dazu gehe ich gleich ins Detail.

Bei dem Luxus der riesigen Auswahl in Europa kann jeder von Ihnen frei entscheiden, was er isst. Wirklich jeder, denn schon mit einem schmalen Geldbeutel können Sie mit frischen Zutaten der Saison köstliche Menüs zubereiten. Warum soll ich einen ganzen Kuchen essen, wenn ich mir auch die Rosinen rauspicken kann? Deshalb verzichte ich gerne auf stopfende, kalorienreiche Beilagen. Das sind Sättigungsbeilagen, die nur sehr kurzfristig satt, aber langfristig dick machen.

2. Essenspausen einhalten

Einer der größten Fehler, die wir bei unserer Nahrungsaufnahme machen, ist wahrscheinlich, dass wir keine ausreichenden Pausen zwischen den Mahlzeiten einhalten. Wofür die Pausen? Ich muss jetzt mal ein klein wenig medizinisch werden, um die Pausen zu erklären:

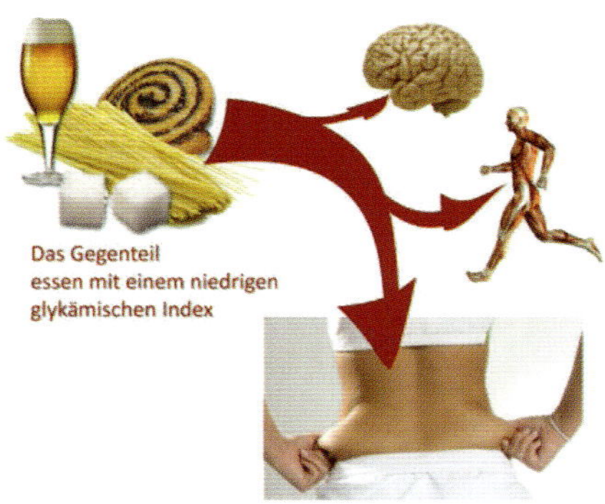

Mit allem, was wir essen, steigt unser Blutzuckerspiegel. Mal mehr, mal weniger, je nachdem, was wir zu uns nehmen. Bei Zucker, stärkehaltigen Lebensmitteln und Alkohol steigt der Blutzuckerspiegel sehr stark, bei Gemüse und vielen anderen Lebensmitteln nur schwach.

Um den Zucker aus dem Blut abzubauen, produzieren wir Insulin. Der Insulinspiegel steigt also. Insulin regt unsere Körperzellen an, Zucker aufzunehmen. Bei einem hohen Insulinspiegel durch Zucker oder zum Beispiel

Weizenmehlprodukten wird der Blutzuckerspiegel mit viel Insulin schnell abgebaut, indem der Zucker aus dem Blut in die Zellen befördert wird. Jeder Zucker, den wir aktuell nicht brauchen, weil wir gerade keinen Sport machen oder keine schweren Denkaufgaben lösen müssen, wird als Reserve angelegt. Energie-Reserven im Körper werden als Fettdepots gespeichert, denn der Zucker selbst kann nicht als Reserve angelegt werden.

Das ist der erste Nachteil von Zucker und ungesunden Kohlehydraten. Es gibt noch einen zweiten großen Nachteil. Nach einem schnellen hohen An- und Abstieg von Insulin signalisiert der Körper ein Hungergefühl. Das ist der typische Heißhunger. So fällt es uns schwer, eine Pause zwischen den Mahlzeiten einzuhalten.

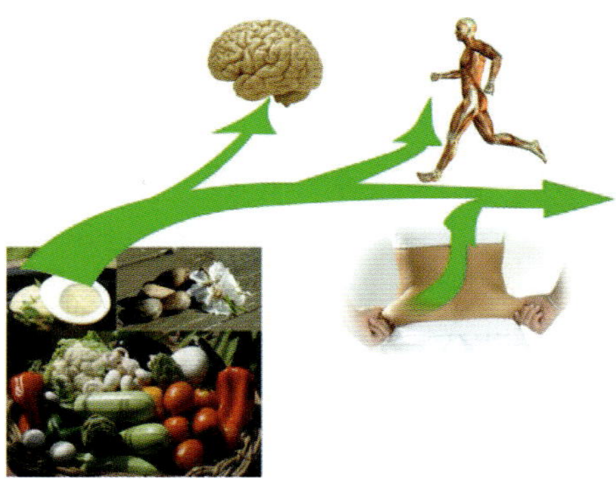

Essen wir Lebensmittel, die die Insulinproduktion nur wenig anregen, wie etwa Hülsenfrüchte, Nüsse, Eier und viele Gemüse- und Obstsorten, steigt der Insulin-spiegel nicht so hoch an, da nicht so viel Zucker aus dem Blut abgebaut werden muss.

Wir fühlen für einen sehr viel längeren Zeitraum keinen Hunger. Und nicht nur das, wir legen keine Reserven an, sondern im Gegenteil! In diesen langen Pausen schaut der Körper, woher er seine Energie nehmen kann, wenn nicht aus aktuell zugeführtem Zucker. Richtig, er findet hier und dort Reserven, die mal für solche Situationen angelegt wurden und baut damit Fett ab. Ist das nicht schön? Genau diese Zeit ist so wichtig.

Genau in diesen Intervallen, in denen unser Körper nicht nach der nächsten Nahrungsaufnahme schreit, wird unser Zellstoffwechsel aktiv. Sie werden nie an Gewicht verlieren, wenn sie alle 2 Stunden oder sogar stündlich essen. Ihr Körper findet dann einfach keine Zeit, Fett abzubauen. So laden Sie immer nur neue Pfunde auf die Rippen und die Hüfte. Deshalb sind für einen gesunden Stoffwechsel 3-4 Stunden Pause dringend einzuhalten. Nur während dieser Zeit kann Fett aus Ihren Zellen abgebaut werden.

3. Täglich ausreichend bewegen

Ohne Bewegung kein Kalorienverbrauch oder nur sehr wenig. Natürlich verbraucht unser Körper auch im Ruhezustand Energie, allein um die Körperfunktionen aufrecht zu erhalten. Doch schon der Energieverbrauch in Ruhe ist bei einem trainierten Menschen wegen der Menge an Muskulatur sehr unterschiedlich zu einer untrainierten Person.

Noch erschreckender ist der immer weniger werdende Energieverbrauch, wenn wir älter werden. Während eine junge Frau von 20 Jahren einen Grundenergieumsatz im Ruhezustand von 1500 Kalorien hat, beträgt er bei einer 50 jährigen Frau gleicher Größe und Gewicht nur noch 1300 Kalorien, bei einer 70 jährigen nur noch 1200 Kalorien.

Das ist nicht fair, aber es ist halt so. Essen wir also so weiter wie mit 20 oder 30, werden wir ganz automatisch immer dicker. Wir müssen demnach die Kalorienzufuhr unserem Energie-Bedarf anpassen.

Tägliche Bewegung ist uns dabei sehr nützlich. Sie erhöht nicht nur den Kalorie-Bedarf durch die Bewegung an sich, nein, auch die Muskeln verbrennen Energie, sogar wenn Sie schlafen. Ist das nicht schön? Tägliche Bewegung stärkt außerdem unsere Ausdauer und unser Immunsystem, die Muskeln stabilisieren unseren Rücken und die Gelenke. Mehr zu dem Thema Bewegung und wie uns Bewegung gesünder, fitter und schöner macht, können Sie im nächsten Kapitel lesen.

Lebensmittel, die schön machen

Kommen wir noch einmal zu den gesunden Lebensmitteln, es gibt nämlich wahre Beauty-Lebensmittel.

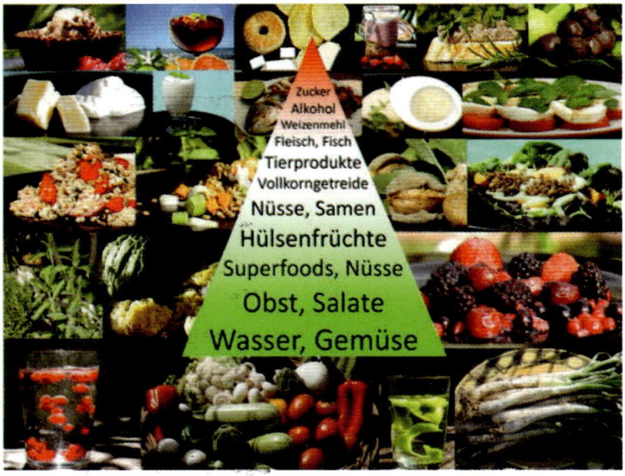

Wasser

Ohne Wasser können wir überhaupt nicht existieren, Wasser erhält uns am Leben. Um gesund und leistungsfähig zu sein, brauchen wir 2- 3 Liter stilles Wasser. Wasser ist das Lebenselixier für unseren Körper.

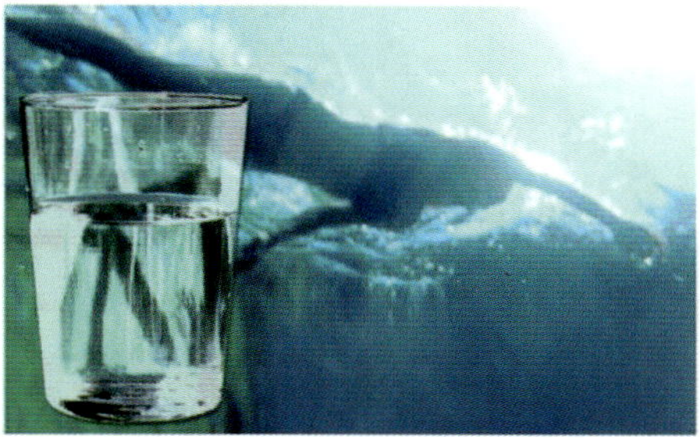

Wasser ist unser elementarstes Lebensmittel. Jede unserer Zellen, alles in und an unserem Körper besteht auch aus Wasser. Insgesamt sind es bis zu 70 Prozent unseres Körpergewichts. Somit ist das Wasser auch entscheidend für eine gesunde straffe Haut! Wasser sorgt für gesunde Zellen im gesamten Körper. Ohne Wasser können wir bei Hitze nur wenige Stunden, im Normalfall 2-3 Tage überleben.

Natürlich können wir hier auch von außen ein bisschen was tun. Doch die Wasserversorgung unseres Körpers passiert von innen, auch die Wasserversorgung unserer Hautzellen. Unser Blut, unsere Verdauung, unsere Organe, die Muskulatur und einfach jede Zelle braucht permanent Wasser.

Trinken Sie zu wenig Wasser, wird nicht nur der Darm träge. Unser Blut wird dicker, transportiert weniger Sauerstoff ins Gehirn und weniger Nährstoffe in jede einzelne Zelle. Abfallprodukte können nicht transportiert und ausgeschieden werden. Resultat: unsere Haut wird müde, grau, anfällig für Schäden aller Art, und wir sehen frühzeitig alt aus. Wir brauchen ausreichend Wasser für unseren Körper genauso dringend wie den Sauerstoff zum Atmen.

Wasser hilft auch beim Abnehmen, weil es vor allem den Stoffwechsel anregt. Ihre Verdauung funktioniert besser, Ihr Blut wird dünner und damit transportfähiger. Nährstoffe können besser verwertet und Abfallstoffe besser entsorgt werden. Das ist doch einleuchtend, oder?

Ohne Wasser vergiftet sich der Körper von innen, und der Kreislauf versagt. Bei Wassermangel können Giftstoffe nicht abtransportiert und von den Nieren ausgeschieden werden. Deshalb gehört zum permanenten Prozess der Entgiftung unseres Körpers vor allem sehr viel Wasser. Niemand entgiftet an einem Wochenende oder in einem 10 Tage Programm. Der Körper entgiftet ständig, auch ohne spezielle Diät, wenn er täglich gesund ernährt wird und genug Wasser bekommt.

Gemüse und Obstsäfte zählen nur bedingt zur Wasseraufnahme. Sie dienen der Nährstoffversorgung. Doch nur das Wasser transportiert alle Stoffe zu den Zellen, und nur das Wasser kann sie auch wieder entsorgen. Das funktioniert wie in einem Abfluss. Geben sie ausschließlich feste Bestandteile in den Ausguss, wird er zwangsläufig verstopfen, mit Wasser läuft das Ganze.

Was passiert bei Wassermangel? Ich kenne das Problem nur zu gut bei meinen zahlreichen Wanderführungen. Schon vor der Wanderung gebe ich eine Literzahl an, je nachdem zu welcher Jahreszeit wir unterwegs sein werden. Im Winter sind 1,5 Liter das Minimum, im Sommer kann das Minimum auch mal 3 oder sogar 4 Liter pro Tag und Person betragen.

Ich kenne die Konsequenzen, wenn die Leute zu wenig trinken, weil ich es immer wieder erlebe. Das Blut wird zunächst dickflüssig: das Gehirn wird schlechter versorgt, die Folge sind Kopfschmerzen und Konzentrationsprobleme. Trinken die Leute zu wenig, müssen als erstes Kopfschmerztabletten herhalten, dabei tut es oft auch ein großes Glas Wasser.

Das habe ich damals auch mit meinen Kindern gemacht. Wenn sie an ihren Hausaufgaben saßen, Kopfschmerzen hatten und sich nicht mehr konzentrieren konnten, mussten sie nur mal an die frische Luft gehen, ein großes Glas Wasser trinken - und alles war gut.

Bei Wassermangel können auch das Herz und alle anderen Organe nicht richtig arbeiten. Die Muskulatur kann zu schmerzen beginnen und bringt keine Leistung mehr. Jede einzelne Zelle bleibt unterversorgt, was auch zu trockener, faltiger Haut, roten Augen und trockenen Schleimhäuten führt. Ca. 2 Liter Wasser sollten für jeden Erwachsenen ein Minimum sein. Dabei sollten Sie auf Zucker, Koffein und Alkohol in ihren Getränken verzichten. Es bleiben viele köstliche und erfrischende Getränke, die es Ihnen leicht machen sollten. Haben Sie schon einmal selbst aromatisierte Wasser probiert? Im Anhang stehen ein paar Ideen.

Seit einigen Monaten trinke ich morgens auf nüchternen Magen einen halben Liter warmes Wasser mit dem Saft einer frisch gepressten Zitrone. Ich spüre, wie gut das tut. Das Wasser gibt eine unglaubliche Energie und fördert den morgendlichen Gang zur Toilette. (Die Yogis kennen den Genuss von warmem Wasser nach dem Aufstehen).

> Wasser von innen und von außen ist das einfachste, preiswerteste und effektivste Mittel zur Schönheitspflege.

Im Spiegel können Sie es an ihrer Haut sehen. Die beste Kosmetik ist nutzlos, wenn sie zu wenig trinken.

Meiden sie Alkohol, Zucker, weißes Mehl und natürlich Zigaretten. Zum Glück rauchen nach neusten Statistiken immer weniger Menschen in Deutschland, vor allem immer weniger Jugendliche, super!

Gemüse

Welche Lebensmittel machen nun schön? Jedes Gemüse, besonders Tomaten, Brokkoli, Avocados, Karotten. Essen Sie davon viel, entweder roh, gedünstet oder mit etwas gutem Öl in der Pfanne angebraten. Gerne auch zusammen mit Obst als Smoothie zum Frühstück, mittags als Salat oder abends als wärmende und sättigende Suppe. Gemüse können sie immer den ganzen Tag essen.

Obst

Jedes regionale Obst, Äpfel, Birnen, alle Beeren, Trauben und Südfrüchte wie Bananen, Ananas und Mangos und viele mehr. Am besten morgens bis mittags essen und ein bisschen auf den Zuckergehalt achten. Obst hat oft viele Kalorien und ersetzt oder ergänzt damit eine Mahlzeit. Also nicht zwischendurch essen und das Obst immer komplett essen, also in Stücken oder gemixt. Wenn sie Obst entsaften, dann verzichten sie auf wichtige Ballaststoffe. Das wäre schade für Ihren Darm. Ihr Darm liebt Ballaststoffe zur täglichen Reinigung. Dann müssen Sie später auch nicht entschlacken.

Nüsse

Nüsse sind wegen ihrer essentiellen Fettsäuren, ihrer Vitamine und weil sie sehr langanhaltend sättigen, ein sehr wertvolles Lebensmittel für uns. Wir können jeden Tag eine Hand voll davon essen: Walnüsse, Mandeln, Cashewnüsse etc., auch als Zwischenmahlzeit oder ergänzend in einer Mahlzeit. Doch auch hier auf die Kalorien achten, Nüsse haben jede Menge davon.

Die gute Nachricht ist, dass sie den Blutzuckerspiegel nicht so hoch treiben wie andere kalorienreiche Produkte. Deshalb verwandeln sie sich auch nicht so schnell in Fettpolster.

Hülsenfrüchte

Hülsenfrüchte wie Linsen und Bohnen machen satt und gehören zu den gesunden Kohlehydraten. Der Körper braucht wesentlich länger um diese Kohlehydrate zu verarbeiten, und deshalb spüren Sie viel länger keinen Hunger, anders als hätten Sie Süßigkeiten oder Nudeln verspeist. Hülsenfrüchte sind neben oder als Ersatz für Fleisch und Milchprodukte auch sehr gute Eiweißspender. Eiweiß muss ein elementarer Bestandteil unserer Nahrung sein, da Proteine für die Zellbildung zuständig sind. Also nicht nur für die Muskulatur, wie wir das immer wieder von Kraftsportlern hören, sondern für jede einzelne Zelle unseres Körpers.

Superfoods

Superfoods heißen heute die Nahrungsmittel mit besonders vielen positiven Eigenschaften. Der Begriff Superfood ist in den letzten Jahren ein fester Bestandteil in Ernährungsratgebern geworden. Was sind Superfoods? Superfoods enthalten mehr Vitamine, Mineralien und Spurenelemente, mehr Antioxidanten und mehr Enzyme als andere Lebensmittel. Sie tragen ihren Namen also zu Recht.

Welche Lebensmittel sind nun Superfoods? Immer wieder werden exotische Früchte und Samen genannt, von denen wir noch nie etwas gehört haben. Das mag sehr oft stimmen, dient häufig aber nur einer Vermarktungs-Kampagne.

Dabei haben wir bei uns in Europa auch heimische Superfoods. Direkt vor unserer Haustür wachsen Superfoods, und die müssen überhaupt nicht teuer sein.

Grünes Blattgemüse ist unsere Urnahrung. Es reicht mit seinen Vitaminen, Mineralien und Enzymen allerdings als Ernährung nicht aus. Wir brauchen zusätzlich auch Proteine, die durchaus aus pflanzlichen Quellen stammen können, wie auch pflanzliche Fette aus Samen und Nüssen und gesunde Kohlehydrate für unsere Energie. Außerdem brauchen wir Ballaststoffe, die alles transportieren und den Darm reinigen. Deshalb ist eine Kombination dieser elementaren Nahrungsmittel mit Superfoods die perfekte Ernährung.

Was können regionale Superfoods?

Rote Trauben

Ich lebe auf Mallorca in dem Wein-Anbaugebiet der Insel. Binissalem liegt am Fuß des Gebirges, das die Trauben vor den Nordwinden schützt, und unser Ort hat eine sehr alte Weinbau-Tradition. Das kann man in dem gut drei Wochen andauernden Weinfest jedes Jahr erleben.

Ich liebe diese Traditionen, doch noch mehr als der Wein interessieren mich die Trauben auf unserem Grundstück.

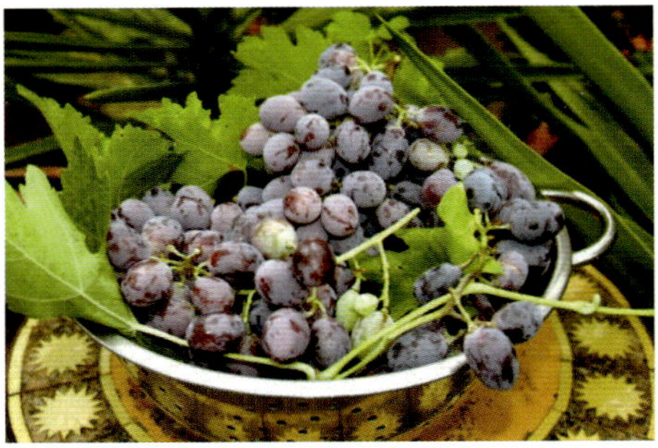

Wenn die Trauben auf Mallorca ab Ende August reif werden, esse ich große Mengen davon. Eigentlich esse ich in dieser Zeit kaum etwas anderes, sie machen unglaublich satt und, ehrlich gesagt, nehme ich auch jedes Jahr immer ein bisschen zu, weil sie so viel Fruchtzucker enthalten.

Das ist der unschöne Nebeneffekt, der Zucker der Trauben! Sonst ist die rote Traube das reinste Anti-Aging Lebensmittel! Die sekundären Pflanzenstoffe, die in sehr hohem Maß in der Schale und den Kernen der roten Traube vorkommen, haben eine extrem starke antioxidative Wirkung. Das bedeutet einen erhöhten Zellschutz und einen ausgeprägten Schutz gegen Zellalterung. Diese sekundären Pflanzenstoffe sind es jedoch nicht alleine, die die rote Traube zum Superfood machen.

Die rote Traube enthält zudem jede Menge Vitamine, Mineralien und Spurenelemente. Die Kerne und Schalen enthalten viele Ballaststoffe, die unser Verdauungssystem reinigen und Fett- und Giftstoffe binden. Also immer Trauben mit Kernen essen. Essen Sie die Trauben ganz oder mixen Sie sie. Beim Entsaften bleiben die Ballaststoffe und die sekundären Pflanzenstoffe zum Teil auf der Strecke. Ich mixe die Trauben zum Frühstück in meinen Smoothie. Das einfache Rezept steht im Anhang.

Ein Frühstücks-Smoothie mit roten Trauben schmeckt, gibt eine unglaubliche Energie für den Vormittag, und ich habe gleich am Morgen etwas für meine Gesundheit und gegen meine Zellalterung getan. Vergessen Sie dabei nicht, mit diesem Frühstück haben Sie bereits ca. 500 kcal zu sich genommen, das ist gut ein Drittel Ihres Tagesbedarfs, wenn sie über 50 Jahre alt sind und keine größeren sportlichen Aktivitäten planen.

Wenn Sie jetzt glauben, Sie können anstelle der Traube auch Rotwein trinken, dann muss ich Sie leider enttäuschen. Rotwein enthält tatsächlich die sekundären Pflanzenstoffe Resveratrol und OPC, doch der Alkohol macht uns da einen Strich durch die Rechnung. Alkohol sorgt für vorzeitige Zellalterung, verlangsamt den Stoffwechsel, und einen klaren Kopf bekommt man vom Rotwein sicher auch nicht. Der Alkohol arbeitet also gegen die positive Wirkung der roten Traube.

Jedes Jahr im September konsumiere ich täglich ca. 1-2 kg rote Trauben. Ich fühle mich fit, energievoll, mein Bauch ist flach und meine Haut sieht super aus. Ich bezweifle, dass ich das gleiche Resultat nach 1-2 Litern Rotwein täglich hätte.

Waldbeeren und Blaubeeren

Beeren, die mit dem Doppel „e“, gehören wie das Blattgemüse, Nüsse und Samen zu unserer ursprünglichen Ernährung. Genauso wie mit roten Trauben kann man mit Waldbeeren und besonders mit Blaubeeren gegen Zellalterung und Zellschäden vorgehen.

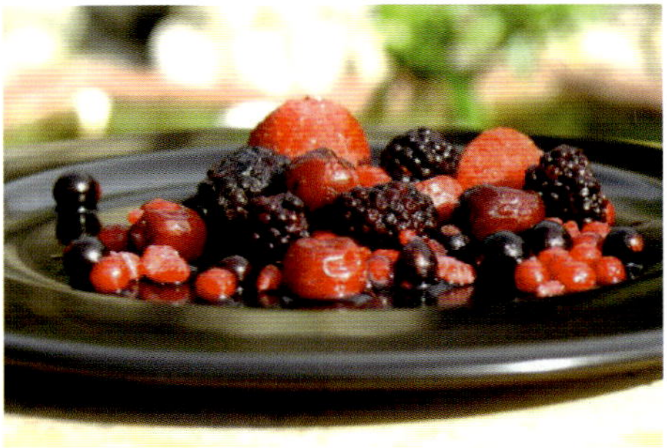

Nicht nur die Zellen der Haut, nein, jede einzelne Zelle unseres Körpers wird durch die antioxidative Wirkung von Beeren geschützt und repariert.

Den Blaubeeren sagt man nach, dass sie die Blutgefäße frei halten und somit vor Schlaganfall und Herzinfarkt schützen. Eine gute Hand voll Blaubeeren oder Waldbeeren können in unser morgendliches Müsli oder in unseren Smoothie. Wer es exotischer mag, der kann auch zu Acai oder Goji-Beeren greifen.

Sauerkraut, Broccoli und Co.

Sauerkraut ist DAS Superfood, besonders für Vegetarier und Veganer, weil es viel Vitamin B12 enthält, das sonst kaum in der pflanzlichen Küche zu finden ist.

Aber aufgepasst: Es muss roh sein, Sauerkraut darf weder gekocht noch konserviert sein, sonst gehen nämlich nicht nur die Vitamine verloren, sondern auch die wertvollen Mikroorganismen, die für unseren Darm so wichtig sind.

So kam ich darauf, das Sauerkraut selber zu machen. Sauerkraut schmeckt köstlich als Salat. Zum Beispiel mit Apfelstückchen und griechischem Joghurt oder einem guten kalt gepressten Öl. Etwas frischen Pfeffer aus der Mühle dazu und schon ist ein toller Salat fertig.

Warum ist Sauerkraut ein echtes Superfood?

Rohes Sauerkraut enthält bekanntlich sehr viel Vitamin C, was aber kaum jemand weiß, Sauerkraut ist probiotisch.

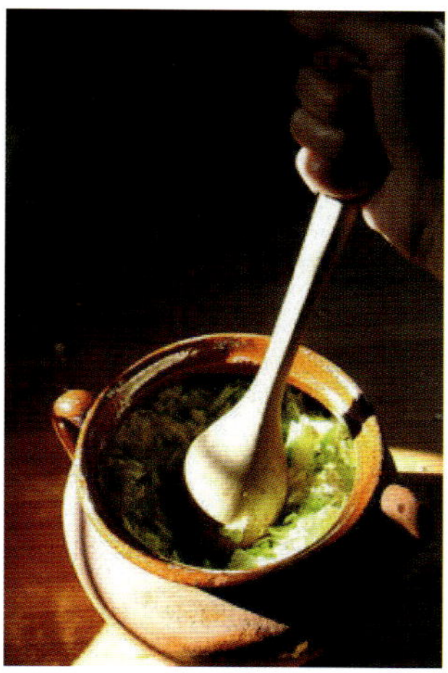

Es enthält hochwirksame Mikroorganismen, die für unsere Darmflora von lebenswichtiger Bedeutung sind. Diese Mikroorganismen, die durch die Fermentierung des Weißkrauts entstehen, schützen uns vor Viren, schädlichen Bakterien, helfen der Verdauung, optimieren den Stoffwechsel und stärken auch unser Immunsystem.

Wird das Sauerkraut gekocht oder pasteurisiert, d.h. haltbar gemacht, so sterben die Mikroorganismen ab und das Sauerkraut ist ziemlich wertlos und leider auch geschmacklos. Also, kaufen Sie nur frisches offenes Sauerkraut oder machen Sie es doch einfach selbst. Das Rezept steht im Anhang.

Spinat, Löwenzahn und mehr

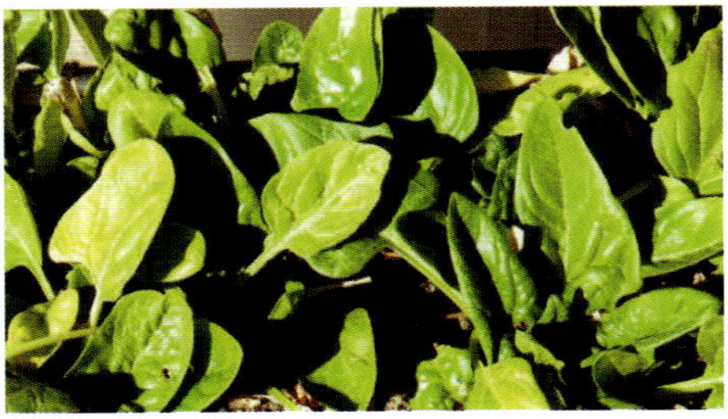

Grünes Blattgemüse gehört zu unserer Urnahrung. Aus grünem Blattgemüse beziehen wir mehr Eisen als aus Fleisch.

Wir beziehen die meisten der Vitamine, Mineralien und Enzyme aus grünem Blattgemüse. Nur in dem grünen Blatt steckt Chlorophyll, dem eine reparierende und heilende Wirkung zugeschrieben wird. Grünes Blattgemüse stärkt das Immunsystem, verbessert den Blutkreislauf und die Darmflora und beugt damit Krankheiten vor.

Petersilie, Basilikum und andere Kräuter

Kräuter enthalten die ganze Bandbreite an Vitalstoffen in komprimierter Form und dürfen deshalb in keiner Mahlzeit fehlen. Haben Sie schon einmal einen morgendlichen Smoothie mit Apfel und einer guten Hand voll Petersilie probiert? Sie finden ihn in meinen Rezepten. Da garantiere ich Ihnen einen Energieschub, bei dem Sie kaum zu bremsen sind.

Petersilie ist dabei kaum zu überbieten. Aber auch andere Kräuter wirken Wunder. Nicht ohne Grund werden sie auch medizinisch eingesetzt. Heutzutage, wie auch schon seit Menschengedenken.

Leinsamen und andere Samen und Nüsse

Wir kennen Leinsamen vielleicht noch von unseren Müttern. Sie weichten die Leinsamen am Abend ein, um sie in etwas Joghurt zu rühren, um eine bessere Verdauung zu haben. Leinsamen verbessern die Darmtätigkeit, doch sie können noch viel mehr. Leinsamen enthalten die höchste Konzentration an Omega 3 Fettsäuren überhaupt. Das sind essentielle Fettsäuren, die unser Körper selbst nicht herstellen kann. Dafür muss die harte Schale der Leinsamen allerdings geöffnet werden. Unser Verdauungsapparat ist dazu nicht in der Lage. Ich gebe die Leinsamen einfach so wie sie sind für eine Minute in den Mixer, dann sind sie fein geschrotet. Oder Sie verwenden täglich einen Esslöffel Leinsamen-Öl. Auch so erhalten Sie Ihre tägliche Menge an mehrfach ungesättigten Omega 3 Fettsäuren.

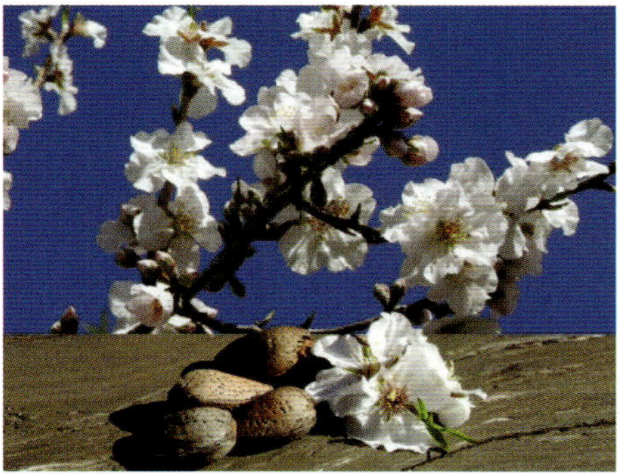

Unter allen Nüssen ist für mich die Mandel meine persönliche Lieblingsnuss. Das hat ein wenig mit Mallorca zu tun, wo ich seit über 20 Jahren lebe. Wir haben mehr als 100.000 Mandelbäume auf der Insel. Mallorca ist bekannt für die wirklich atemberaubende Mandelblüte im Winter.

Aber nicht nur deshalb. Die Mandel hat einen besonders hohen Gehalt an pflanzlichen Proteinen, außerdem Calcium, Magnesium und Kalium. Die Mandel ist Blutdruck-

und Cholesterinsenkend und vermindert dadurch das Risiko von Herzerkrankungen.

Nüsse sind wahre Alleskönner mit einem einzigen Nachteil: sie haben sehr viele Kalorien. 100 Gramm Nüsse haben so viele Kalorien wie eine Mohnschnecke vom Bäcker oder eine Tüte Pommes mit Ketchup. Mit dem wesentlichen Unterschied: Nüsse machen sehr viel länger satt, sie sind deshalb keine vergleichbaren Dickmacher und dazu ein echtes Superfood. An Nüssen ist wirklich alles gesund, im Gegensatz zur Mohnschnecke.

Die Liste der Superfoods ist damit noch lange nicht zu Ende, ich kann sie hier nicht alle aufzählen, doch an dieser kleinen Auswahl sehen Sie, wie reich uns selbst unsere heimische Natur beschert. Wer nicht auf teure Exoten steht, kann sehr gut auf heimische Superfoods zurückgreifen.

Werden sie kreativ

Hängen Sie sich eine Liste gesunder Lebensmittel in die Küche, kaufen Sie nur diese Nahrungsmittel ein und probieren Sie aus, was Ihnen wirklich schmeckt.

Schön machen auf jeden Fall alle Mikronährstoffe, also Vitamine, Mineralien, Enzyme und Antioxydantien. Antioxidantien haben große Bedeutung im Zellschutz. Sie verhindern oxidativen Stress, der als mitverantwortlich für den Alterungsprozess gilt.

Denken Sie daran: Zu einer gesunden Ernährung gehören neben Proteinen (Eiweiße) auch Fette, am besten mehrfach ungesättigte Fettsäuren aus Pflanzen. Dann gesunde Kohlehydrate. Das sind stärkehaltige Lebensmittel wie zum Beispiel Hülsenfrüchte, für die der Körper länger braucht, sie zu verarbeiten. Deshalb empfinden Sie auch länger keinen Hunger. Ferner brauchen Sie Ballaststoffe, die die Funktion haben, durch den Darm zu rutschen und ihn damit wie ein Besen zu reinigen. Und die ganzen Mikronährstoffe wie Vitamine, Mineralien, Spurenelemente und Antioxidantien.

Wahre Schönheit geht immer einher mit gesunder Ernährung und Gesundheit. Genießen Sie ihre köstlichen Ideen aus gesunden Rohstoffen, dann sehen *S*ie das Ergebnis bald im Spiegel.

Fettstoffwechsel anregen

Ich werde immer wieder gefragt: „Wie kann ich meinen Stoffwechsel anregen?“ Der Stoffwechsel ist der gesamte biochemische Prozess in Lebewesen, also alles was in und mit unserem Körper passiert. Von der Nahrungs- und Sauerstoffaufnahme über alle internen Prozesse, die dem Aufbau und der Erhaltung unseres Körpers dienen und ihm Energie geben. Enzyme spielen dabei eine Schlüsselrolle, sie steuern und beschleunigen die biochemischen Reaktionen.

Wir können uns Enzyme wie Werkzeuge in unserem Körper denken. Einige Enzyme stellt der Körper selbst her, andere müssen zugeführt werden.

Übrigens, Diäten und auch das Fasten reduzieren den Stoffwechsel. Der Stoffwechsel läuft dann in einem Sparprogramm. Was nach beenden der Diät passiert, ist als Jojo-Effekt bekannt.

Am sinnvollsten erhöhen Sie Ihren Stoffwechsel durch tägliche Bewegung und den Aufbau von Muskulatur, denn Muskulatur verbraucht die meiste Energie.

Vitamin- und enzymhaltiges Obst und Gemüse.

Die Ananas ist ein bekanntes Beispiel für ein sehr enzymhaltiges Nahrungsmittel. Ebenso Kiwis, Birnen und Bananen. Auch ein paar Gemüsesorten sind enzymhaltig, wie zum Beispiel Kohl (Sauerkraut), Brokkoli und Gurken. Das Gemüse muss allerdings roh gegessen werden, denn bei Hitze gehen die Enzyme kaputt. Das ist das Argument der Rohköstler, womit sie zu 100 % richtig liegen. Wenn Sie kein Rohköstler sind, dann essen Sie zumindest einmal täglich rohes Obst und Gemüse. So funktioniert der Stoffwechsel optimal.

Immer wieder werden auch scharfe Gewürze, aber auch Ingwer zum Ankurbeln des Stoffwechsels genannt. Ich habe dazu ein getrübtes Verhältnis. Alle Frauen, die in den

Wechseljahren unter Hitzewallungen leiden, wissen was ich meine. Ich habe Ingwertee geliebt, bis mir mal jemand sagte, dass alle Gewürze, die auf diese Weise anregen, auch die Hitze unterstützen. Nachdem ich meinen geliebten Ingwertee stark reduziert hatte, hatte ich wesentlich weniger mit der Hitze zu schaffen. Das Gleiche gilt für Kaffee, schwarzen und grünen Tee. Anregende Lebensmittel fördern Hitzewallungen, das ist so. Besser ist es, Sie kurbeln Ihren Stoffwechsel mit enzymhaltigem Obst und täglicher Bewegung an, wenn Sie Probleme mit Hitze haben.

Ernährung verändert den Gemütszustand

Unser Gemütszustand hat auch mit Ernährung zu tun. Wir steuern nicht alle Gedanken im Kopf mit unserem Bewusstsein. Und unsere Gefühle kommen nicht immer aus dem Bauch oder dem Herzen. Wir wissen, was zum Beispiel die Hormone anrichten können. Da können Hormone uns vor der Menstruation müde und launisch machen oder nach einer Geburt zum Weinen bringen. Hormone steuern auch unseren Appetit, unseren Antrieb und unseren Schlaf.

Diese Hormone können wir bis zu einem gewissen Grad beeinflussen. Wir können sie durch unsere tägliche Bewegung und unsere Ernährung für uns arbeiten lassen. Jeder kennt das Serotonin, die bekannteste Ausrede, um ohne schlechtes Gewissen eine Tafel Schokolade zu essen. Greifen sie lieber zu einer Schokolade mit hohem Kakao-Anteil und weniger Zucker, oder noch besser, zu einer Banane oder einer Hand voll Walnüsse. Beides hat einen sehr hohen Anteil an Serotonin und wirkt gegen schlechte

Stimmung, unruhigen Schlaf, soll der Migräne vorbeugen und hat auch eine antidepressive Wirkung.

Es ist hilfreich, keinen Alkohol zu trinken und wenig Kaffee. Am besten wir essen viel Obst und Gemüse und bewegen uns täglich an der frischen Luft.

Machen Sie sich einen Plan

Das wichtigste ist, essen Sie gesund und genießen Sie, was Sie essen. Zwänge und Diäten bringen nichts, sie machen nur schlechte Laune und bescheren Ihnen im schlimmsten Fall einen Jojo-Effekt. Ändern Sie Ihre schlechten Gewohnheiten in gute Gewohnheiten. Das geht nicht von heute auf morgen, das braucht Zeit. In meinem Programm motiviere ich Sie Tag für Tag, bis Ihnen Ihre neuen gesünderen Gewohnheiten richtig Spaß machen. Wenn Sie nicht aktiv an meinem Programm teilnehmen möchten, dann machen Sie sich einen Wochen-Plan.

Schreiben Sie dort für jeden Tag auf, was Sie Essen möchten. Keine Angst, das ist nur für den Anfang, das automatisiert sich ganz schnell, wenn Sie sich zunächst an den Plan halten. Wichtiger sind noch die Uhrzeiten, zu denen Sie essen, denn Sie sollten die Abstände einhalten, um den Fettstoffwechsel zu aktivieren. Also mind. 3-4 Stunden Pause zwischen den Mahlzeiten. Und nichts zwischendurch essen, auch kein Obst, anderenfalls werden Sie kein Fett verbrennen.

Sie werden sehen, dass Sie mit der richtigen Ernährung, ohne Zucker und ohne Mehl, keinen Heißhunger mehr bekommen. Dann fallen Ihnen die Pausen leicht.

In den gleichen Plan tragen Sie ein, wann Sie Sport machen möchten, auch wenn es sich nur um einen Spaziergang handelt oder um die Übungen beim Zähneputzen. Vielleicht brauchen Sie das alles nicht, ich kann nur aus eigener Erfahrung sagen, dass mir solche Pläne sehr hilfreich sind.

Tragen Sie auch Ihre Erholung ein. Planen Sie zum Yoga zu gehen oder einen Wellness-Abend in der heimischen Badewanne? Als „Termin“ im Kalender lässt sich das viel besser durchziehen, als wenn Sie es nur im Kopf haben und dann kommt doch noch dies und das dazwischen. Ich habe schon einer Freundin am Telefon gesagt: „Sorry, ich muss Schluss machen, ich habe jetzt keine Zeit mehr“.

Entsorgen Sie ihre Küchenvorräte

Ich bin absolut gegen das Wegwerfen von Lebensmitteln. Deshalb verschenken Sie bitte, was Sie in Zukunft nicht mehr essen möchten.

Seien Sie kritisch und nehmen Sie sich Zeit dafür. Packen Sie alles, was Sie in Zukunft nicht mehr essen möchten, in einen Karton. Es gibt sicherlich auch in Ihrem Ort eine Sammelstelle für Lebensmittel. In diese Kiste packen Sie nun alle Fertiggerichte. Für die aus dem Tiefkühler müssen Sie sich etwas einfallen lassen. Vielleicht haben Sie Nachbarn, die sich über die Tiefkühlware freuen?

Denn Sie brauchen in Zukunft keinen Weizen und keine Weizenmehlprodukte wie Nudeln und Teigwaren. Alle Kuchen und Backmischungen können weg, ebenso alle Obstkonserven, sämtliche Süßigkeiten, Kekse, Energieriegel und alle Nahrungsmittel, die versteckten Zucker enthalten wie Cornflakes und fertige Müslimischungen. Wenn Sie noch Reste dieser Vorräte haben, dann essen Sie diese Tüte Müsli noch auf, ganz wie Sie möchten! Doch in Zukunft werde Sie das nicht mehr brauchen. Verschenken Sie auch alle gesüßten Getränke, auch die mit Süßstoffen. So schaffen Sie Platz für einen Neustart und einen Einkauf für Ihre neue gesündere Ernährung. Auch das Ausräumen befreit! Weg mit Schaden!

Kaufen Sie gezielt ein

Bis Sie sich an neue Essensgewohnheiten gewöhnt haben, kaufen Sie gezielt ein. Was möchten Sie heute und morgen essen? Machen Sie sich eine Liste und kaufen nichts, was nicht auf ihr steht. Dabei können Sie sich natürlich auch nach Angebot und Preis richten. Mit der Zeit brauchen Sie keine Liste mehr. Das Prinzip, ungesunde Lebensmittel wegzulassen, macht den Einkauf einfach.

Es bleiben genügend gesunde und köstliche Nahrungsmittel über. Werden sie kreativ oder schauen Sie in meine Rezeptvorschläge!

Sie verzichten also auf:

- alle industriell verarbeiteten Lebensmittel
- auf Zucker und Zuckerersatzstoffe
- auf Weizen und Weizenprodukte
- weitgehend auf Milch und Milchprodukte
- weitgehend auf Fleisch und Fleischprodukte

Kommen sie mit mir auf den Markt.

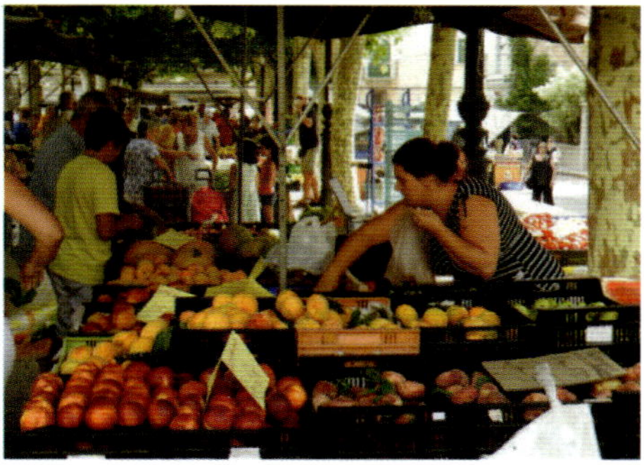

Auf dem Markt einzukaufen bedeutet nicht nur regionale Lebensmittel zu guten Preisen zu kaufen.

Oft kauft man direkt beim Erzeuger, man bekommt so ein Gefühl für regionales Essen zu den entsprechenden Jahreszeiten. Der Bezug zu unserem Essen gewinnt an Bedeutung, und Sie sind bei jedem Marktbesuch um ein Erlebnis reicher.

Kochen Sie selbst

Das Zubereiten von Essen ist immer auch eine sinnliche Erfahrung. Nehmen Sie sich dafür etwas Zeit, auch im Alltag. Sie setzen sich mit den Zutaten auseinander, Sie berühren und kombinieren sie, sie schmecken ab und Sie richten an. Das entgeht Ihnen, wenn Sie immer nur im Restaurant essen. Ein Grund, warum Männer, die für eine Frau kochen sehr beeindrucken können. Bei mir hat das immer funktioniert. Ein Mensch, der für einen anderen kocht, gibt immer einen kleinen Einblick in seine Seele. Menschen, die auch für sich alleine kochen, mögen und schätzen auch sich selbst.

Essen bedeutet Genuss, auch im Alltag

Werden Sie Gourmet, essen Sie mit Genuss und werden Sie damit schlanker, gesünder und fitter. Mit ein paar einfachen Regeln ist das ganz simpel.

Genießen Sie Ihr Essen, essen Sie sich (fast) satt mit gesunden Lebensmitteln, nehmen Sie nicht mehr Energie zu sich als Sie verbrauchen, halten Sie Essenspausen ein und kochen Sie selbst.

Verzichten sie auf ungesunde Lebensmittel zugunsten Ihrer Lebensqualität. Was nützt der Genuss von Ungesundem, wenn Sie anschließend krank und träge werden.

Gesund, fit und attraktiv bis ins hohe Alter

Was erwarten wir von unserem Leben und unserer Gesundheit? Wir wollen doch alle so gesund wie möglich älter werden. Wir wollen das Leben genießen, auch das Essen. Wir möchten uns bewegen können, Sport, Spaziergänge oder wenigstens mobil bleiben.

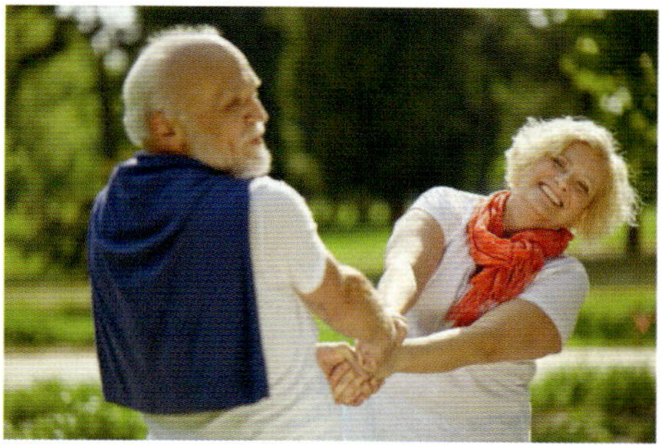

Wir wollen alle ein stabiles Herz-Kreislauf-System ohne Beeinträchtigungen. Wir wollen ohne Schmerzen im Rücken und an den Gelenken leben. Und nicht zuletzt wollen wir attraktiv und sympathisch ein geselliges Leben mit unseren Liebsten führen.

Unsere Ernährung ist der Treibstoff für unseren Körper. Welches Fahrzeug sind Sie? Ein Sportwagen, eine gemütliche Familienkutsche oder ein Schrottauto? Tanken Sie Super, Diesel oder ist es Ihnen egal, was Sie reinkippen, weil Ihr Auto sowieso in Kürze den Geist aufgibt? Im Gegensatz zu einem Fahrzeug bestehen wir aus lebendigen Zellen, die die Fähigkeit haben, sich zu regenerieren. Wenn Sie jetzt anfangen, sich gesünder zu ernähren, wird es Ihnen Ihr Körper danken.

Beginnen Sie heute

Hier in Europa gibt eine riesige Palette an Möglichkeiten, sich gesund und total lecker zu ernähren. Sie können auch gleich heute anfangen. Gesund essen können Sie immer und überall. Gerade bei einer großen Auswahl können Sie sich einfach das Beste für sich heraus.

Es liegt allein an Ihnen, was Ihnen Ihr Genuss am Leben, Ihr Körper und Ihr Geist wert sind. Jeder kann etwas für sich tun, um sich wohler zu fühlen. Viele von Ihnen wollen vielleicht abnehmen, andere wollen nur etwas für ihre Fitness oder ihre Gesundheit tun. Mein **Natürlich-Schön-Programm** lässt sich überall und jederzeit umsetzen. Wir können einen gesünderen Lebensstil in jeden Alltag einbauen, wenn wir nur wollen.

Am Ende des Buches finden Sie ein paar Rezepte und Übungen. Auf meiner Webseite www.prinzessin-stolberg.com finden Sie einen Link zum Coaching und zu Terminen. Ich bin für Sie da.

Machen Sie jede Reise zu einer Reise zu sich selbst.
Nur wer sich selbst liebt, kann auch andere lieben.

3. Geheimnis tägliche Bewegung

Heute geht es um Bewegung. Ein Mensch, der in der Lage ist sich zu bewegen, ist schön. Körperliche Beweglichkeit signalisiert auch geistige Beweglichkeit und verstärkt die Wirkung auf unsere Mitmenschen. Und Bewegung mobilisiert alle körperlichen und geistigen Funktionen. Natürlich immer im Rahmen des Möglichen.

Eine gute Muskulatur stabilisiert nicht nur unseren Rücken und stützt die Gelenke, die Muskulatur ist vor allem der Verbrennungsmotor in unserem Körper. Muskulatur sorgt für mehr Stoffwechsel. (?) Muskeln verbrauchen Energie nicht nur während des Sports, Muskeln verbrennen Energie sogar im Schlaf. So wird man schlank im Schlaf.

Umso älter wir werden, umso wichtiger ist es, auf eine ausreichende Muskulatur zu achten. Keine Angst, Sie müssen dazu nicht wie ein Bodybuilder aussehen. Ich kenne die Sorge einiger Frauen: Dann baue ich so schnell Muskeln auf, das ist nicht schön. Um Muskeln so aufzubauen, dass man sie deutlich als Muskelpäckchen wahrnimmt, müssten Sie schon den ganzen Tag trainieren, zumindest, wenn Sie nicht mehr ganz jung sind.

Das wollen wir alle nicht. (Jung sein?) Aber Muskeln, die unseren Grundumsatz erhöhen und vor allem Muskeln, die unsere Gelenke und die Wirbelsäule schützen, sind von ganz elementarer Bedeutung für unsere Gesundheit und unser Wohlbefinden.

Mehr Bewegung für jeden

Bewegung ist für den Kreislauf, für die Muskulatur, für die Seele und einen gut funktionierenden Stoffwechsel extrem wichtig. Ausreichend Bewegung lässt sich ohne großen Extra-Aufwand in den Alltag eines Jeden integrieren. Das ist sogar für Sportmuffel möglich.

> Körperbewusste und bewegliche Menschen
> sind attraktiv und schön.

Dafür brauchen Sie kein Sixpack. Ein paar Kilo zu viel auf der Hüfte spielen dabei auch keine Rolle. Nur zu viele Kilos belasten das Herz-Kreislauf-System und die Gelenke. Mit Bewegung kann jeder beginnen. Sie müssen ja nicht gleich einen Marathon laufen. Langsam gehen können Sie immer und überall. Oder schwimmen Sie, dann trägt das Wasser Ihr Gewicht. Fangen Sie gleich heute an. Sie können überall Spaziergänge und Übungen machen. Von mir erfahren Sie, wie Sie es einfach und effektiv anstellen können.

Wie sieht es mit Ihrer täglichen Bewegung aus?

Raus aus dem Haus, rein ins Auto? Wann gehen Sie zu Fuß? Eigentlich nie, wenn Sie ehrlich sind? Oder mal im Urlaub oder schon mal am Wochenende? Auch das ist zu wenig. Herzlichen Glückwunsch, wenn Sie einen Hund haben und er Sie fordert. Wie lange gehen Sie mit ihm? Nur bis die Geschäfte erledigt sind? Werfen Sie den Ball, während Sie auf einer Parkbank sitzen? So ist das nicht gedacht.

Keine Zeit im Alltag?

Sie sagen mir, Sie haben keine Zeit in Ihrem Alltag? Morgens raus, Frühstück, Büro, kurze Mittagspause, wieder ins Büro, dann Einkäufe, Haushalt und dann nur noch Sofa. Ja, das ist hart, und ich kann verstehen, wenn Sie dann keine Lust mehr haben, doch körperlich bewegt haben Sie sich dabei nicht wirklich.

Ich veröffentliche hier das Mail einer Teilnehmerin meines Coachings, die auch einen sehr stressigen Alltag hat und dachte, Sie bewege sich viel, da sie den ganzen Tag unterwegs ist. Ein Schrittzähler hat die Wahrheit ans Licht gebracht und sie war erstaunt:

"Guten Morgen Astrid
Wie Du ja weißt bin ich 52 Jahre und habe (hatte ;-)) beim Beginn 96 Kilo und Bluthochdruck. Bewegung war mir ein Fremdwort, denn meine Ausrede war immer: ich habe schon genug Stress. Zur Information: Ich arbeite von 9.00 – 17.00 ohne Mittagspause, essen tue ich am Schreibtisch, schnell mal ein Keks, Baguette oder sonst was. Nach der Arbeit fahre ich zur meinen zweit Job meiner Finca um zu schauen ob was in Ordnung ist und mit den Gästen zu quatschen. Leider essen ich wieder nebenbei wenn ich schnell in die Küche komme Teller

raus oder rein bringe und ich möchte nicht wissen was ich da so in mich rein stopfe.
Diese Woche aber hat es richtig Klick durch Dein Coaching bei mir gemacht. In meinem Büroalltag stelle ich mit erschrecken fest das ich von 9.00 – 17.00 Uhr max. 800 – 900 Schritte mache. Wenn ich mir vorstelle das ich ja immer Deiner Meinung war ich bin ja den ganzen Tag auf den Beinen muss ich mich ja nicht wundern warum ich Blutdruck habe und mich immer schlapp fühle. Jetzt gehe ich vor Bürobeginn 25 Minuten, gehe Abends mindesten 40 Minuten und essen viel bewusster, sprich Morgens zu Hause was Kleines, Obst um 11 Uhr, Salat um 14.00 Uhr und 19 / 20 Uhr Abendessen aber keine Kohlenhydrate.
Ich fühle mich auf jeden Fall nicht mehr so schlapp, überwinde immer wieder meinen inneren Schweinehund und gehe und achte darauf was ich esse. Kaffee trinke ich nur noch einen am Tag, Süßigkeiten brauche ich gar nicht mehr und trinke mindesten 2 Liter Wasser am Tag.
Astrid vielen Dank und ich halte durch.
Liebe Grüsse, Brigitte"

Was passiert, wenn Sie sich zu wenig bewegen?

Bewegung ist für uns überlebenswichtig, sollten wir nicht krankheitsbedingt ans Bett gefesselt sein, und selbst dann bekommt man Physio-Therapie, damit die Körperfunktionen erhalten bleiben.

Ohne tägliche Bewegung werden Sie müde und antriebslos. Ihr Kreislauf läuft auf Sparflamme, Ihre Muskulatur verkümmert, und ein wichtiger Verbraucher von Energie fehlt. Die Verdauung arbeitet mühsam, und der Stoffwechsel hält sich auf einem Minimum.

Beweglichkeit und Koordination, zwei entscheidende Kriterien für Attraktivität und Ausstrahlung, lassen nach und gehen mit der Zeit total verloren. Von Übergewicht und Fettansammlungen an den Organen brauche ich erst gar nichts zu schreiben. Jeder kennt die Folgen. Ohne Bewegung fehlt uns Lebensenergie mit allen Konsequenzen. Auch im Kopf. Dann sind wir wirklich alt...

Wer rastet der rostet: Meine eigene Geschichte

Für mich ist meine tägliche Bewegung wie ein Motor. Ich gehe Bergtouren im Tramuntana auf Mallorca, ich schwimme aktiv in einem Schwimmverein für Masters und ich absolviere meine täglichen Übungen. Damit gebe ich mir selbst Energie, Kraft, Mut, und Lebenswillen.

Das war nicht immer so. Als Kind war ich normal sportlich, ich habe gerne draußen gespielt, das war damals noch so. Mit meinen Eltern war ich schon ab 3 Jahre zum Skifahren, im Sommer fuhren wir ans Meer.

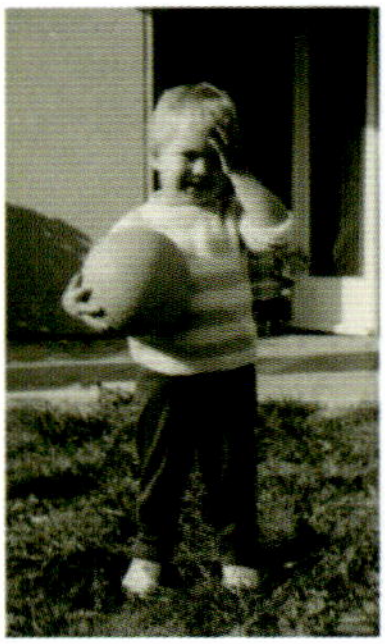

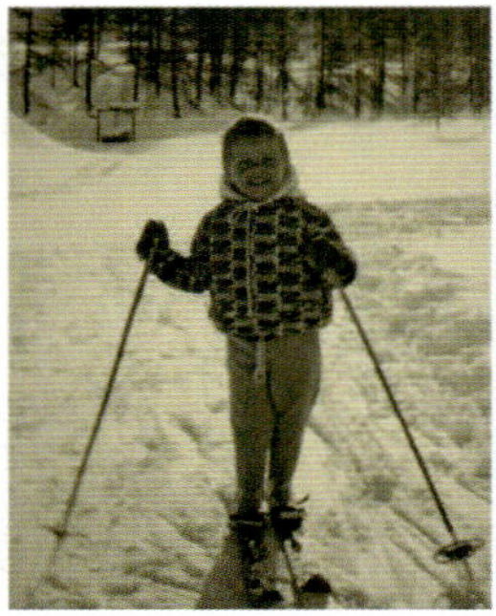

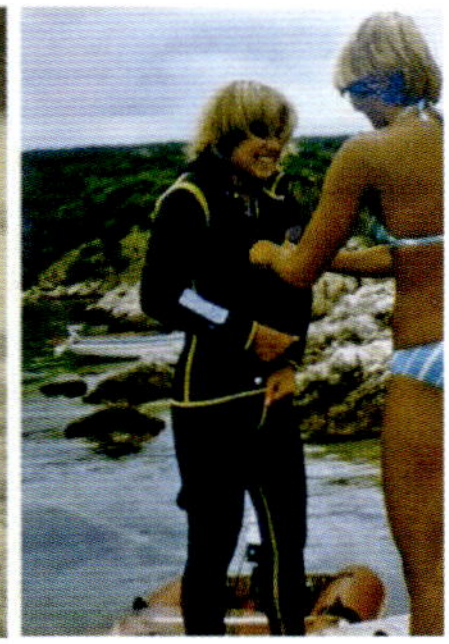

Dort habe ich Schwimmen, Tauchen und Segeln gelernt. Als Jugendliche habe ich viel Sport gemacht und relativ spät, mit 16 Jahren, das Schwimmen entdeckt. Von 16 bis 18 Jahren, also bis zum Abitur, war der Sport mein Lebensinhalt. Dann war auch schon wieder Schluss. Studium, Beruf, Kinder und der Alltag ließen die sportlichen Aktivitäten auf ein Minimum schrumpfen.

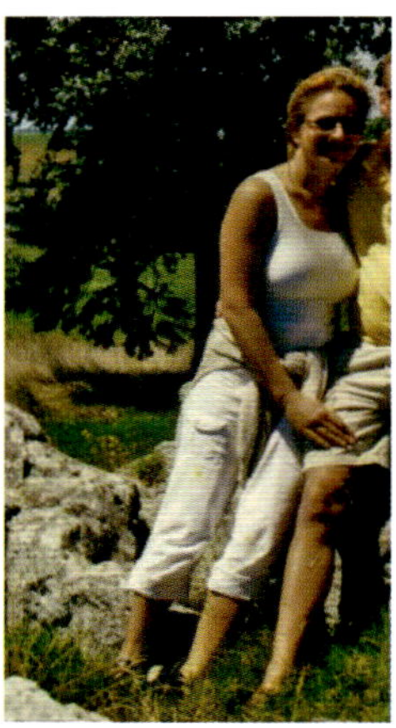

Mit Anfang bis Mitte 40 begann ich mich in meinem Körper unwohl zu fühlen. Ich war eingerostet und ich wusste, ich muss etwas ändern. Inzwischen war ich Mitte 40, ich musste ein paar Sachen in meinem Leben ändern, mich gesünder ernähren und mich wieder bewegen und zwar täglich.

Ich habe mir einen Wochenplan gemacht und überlegt, was kann ich ohne viel Aufwand täglich tun. Radfahren, Gehen und Laufen geht immer und überall. Anfangs war mein körperlicher Zustand echt peinlich.

Ich war schon stolz, eine kleine Runde joggen zu können. Aber ich fühlte mich täglich besser, und so meldete ich mich in einem Fitness-Center in der Nähe an.

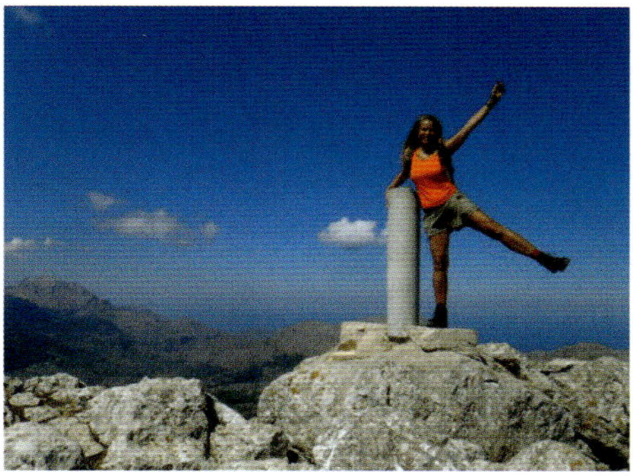

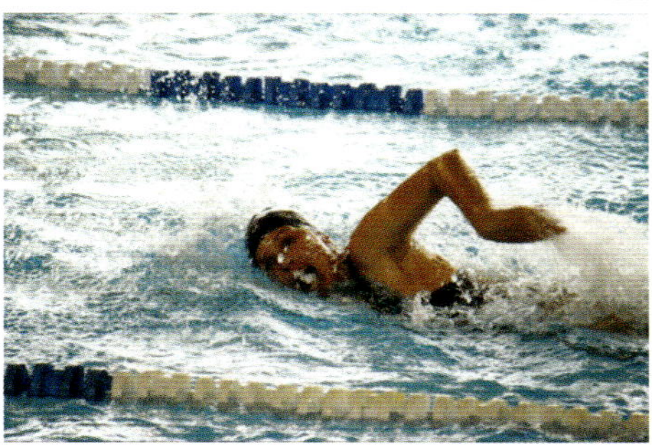

Mit meiner neu gewonnenen Fitness begann ich in den Bergen Mallorcas zu wandern und habe es sogar zu meinem Job gemacht.
Ein Zufall brachte mich genau an meinem 50. Geburtstag zu meinem Schwimmsport zurück. Eine Nachbarin erzählte mir von einem Schwimmverein der Master in Palma, vom Training und von Wettkämpfen, und so begann ich meine späte Laufbahn als Leistungsschwimmerin im Alter von 50 Jahren. Jetzt mit 57 Jahren bin ich fitter und Leistungsstärker als jemals zuvor. Ich bewege mich täglich, entweder im Schwimmbad, auf Inline-Skates oder beim Wandern im Gebirge. Wenn ich mal überhaupt keine Zeit habe, gehe ich 45 Minuten auf den

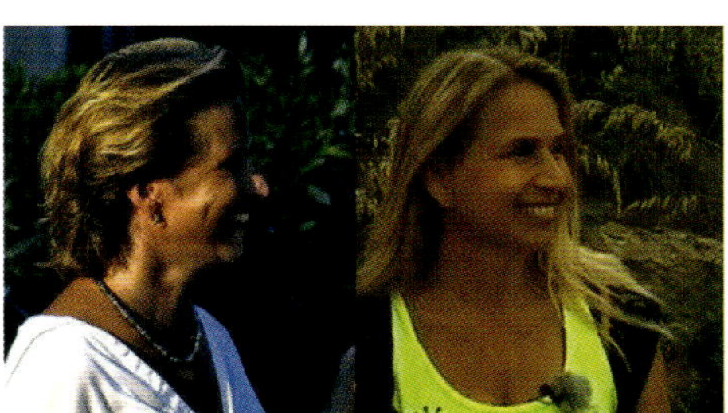

2006 mit 47 Jahren ...... 7 Jahre später 2013 mit 54 Jahren

Cross-Stepper zuhause. Ich übe täglich meine Beweglichkeit und arbeite immer ein wenig an meiner Muskulatur. Ich möchte nie wieder einrosten. Weder körperlich noch geistig. Und es ist nie zu spät, mit täglicher Bewegung zu beginnen.

Wichtig ist, dass Bewegung zu einer Gewohnheit wird.

Gesund, fit und attraktiv bis ins hohe Alter

Wir wollen doch alle gesund, fit und attraktiv bis ins hohe Alter bleiben. Äußerliche Schönheit reicht da bei weitem nicht aus. Was nützt uns ein faltenfreies Gesicht, wenn wir uns nicht mehr richtig bewegen können, und was nutzt uns alle Schönheit, wenn wir müde und antriebslos rumsitzen.

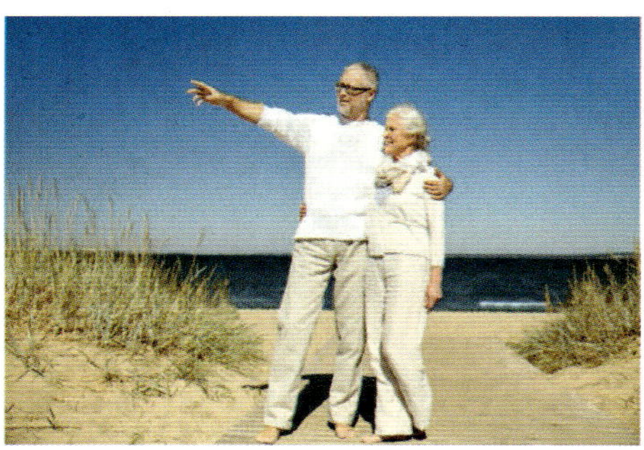

Attraktivität ist mehr, als nur schön zu sein, wir wollen gefallen, wir wollen lachen und Spaß haben und nicht zuletzt möchte jeder von uns geliebt und anerkannt werden. Das erreichen wir nur, wenn wir uns wohl fühlen und mit uns im Reinen sind. Echter, nachhaltiger Erfolg kann nur von innen kommen. Wir müssen uns täglich bewegen. Keine Angst, Sie müssen dafür nicht zum Leistungssportler werden.

Körperliche Ziele

- Bringen Sie Ihr Herz-Kreislauf-System in Schwung
- Stärken Sie Ihre Muskulatur
- Verbessern Sie Beweglichkeit und Koordination
- Regen Sie Ihren Stoffwechsel an

Sie werden attraktiver und schlanker, gesünder und vitaler, dazu optimistischer. Und jeder kann das sehen!

Muskelarbeit

Durch jede Bewegung arbeiten Muskeln, mehr oder weniger. Schon beim Lachen oder Weinen arbeiten eine Vielzahl von Muskeln in unserem Gesicht. Wenn wir sie denn noch bewegen können. Sehr oft beobachte ich, dass Botox die Mimik in Gesichtern verhindert. Das ist schade, denn wie schön ist ein echtes herzhaftes Lachen!

Muskelarbeit in unserem ganzen Körper brauchen wir, damit unser Kreislauf funktioniert. Das Herz ist dabei der wichtigste Muskel, doch auch jeder einzelne Muskel in Armen und Beinen hilft, unser Blut zu transportieren. Wir kennen es, nach einem Spaziergang oder nach dem Sport ist uns warm, wir sind gut durchblutet und damit gut mit Sauerstoff und Nährstoffen versorgt.

Bewegen wir uns zu wenig, dann sind wir schlechter mit Sauerstoff und Nährstoffen versorgt. Die Haut wirkt fad und blass, auch unrein. Wir sind müde und antriebslos. Auch die

Verdauung leidet, wenn Sie sich zu wenig bewegen. Bewegung fördert die Darmtätigkeit, und durch Bewegung wird der Stoffwechsel jeder einzelnen Zelle optimiert. Das macht nicht nur gesund, das macht auch schön. Natürlich stützt eine gute Muskulatur unsere Knochen und Gelenke und schützt sie damit vor Verletzungen.

Übungen für Zwischendurch

Während des Tages gibt es außer dem Sammeln von Schritten unendlich viele Möglichkeiten, kleine Übungen einzubauen:

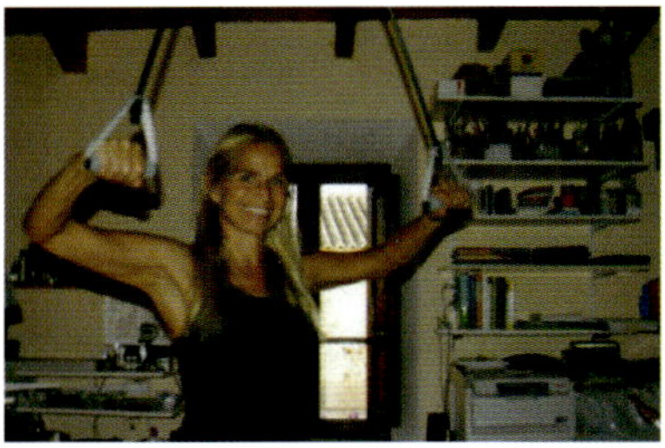

Übungen zum Muskelaufbau

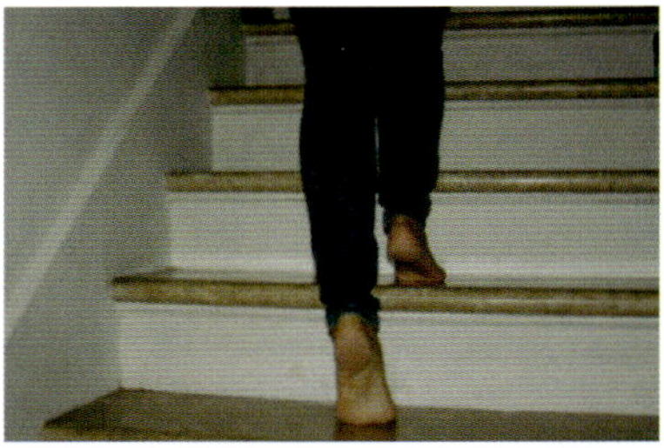

Übungen auf der Treppe

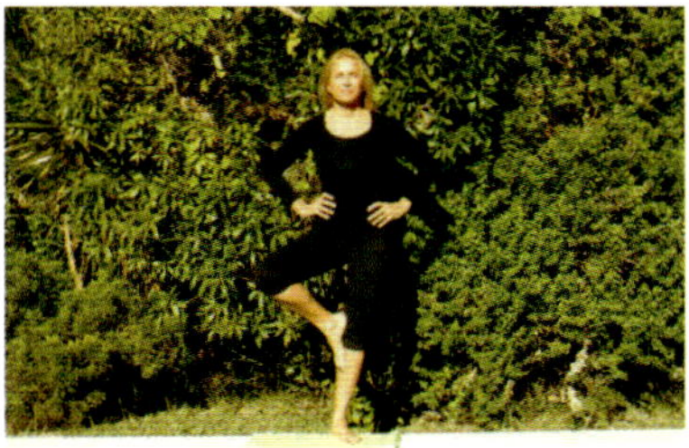

Gleichgewicht und Koordination

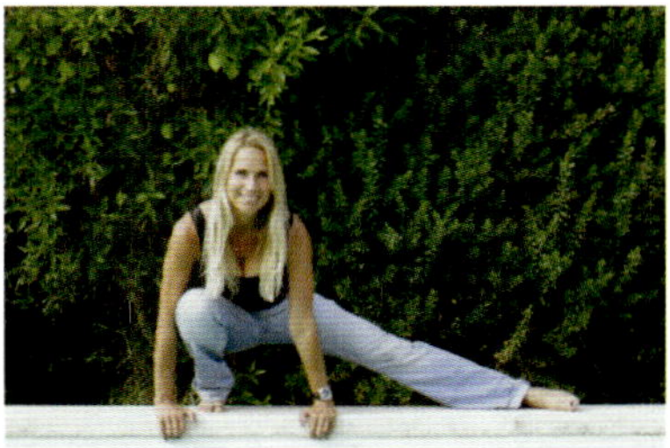

Übungen für mehr Beweglichkeit

Und mehr Ausdauer gewinnen Sie durch:

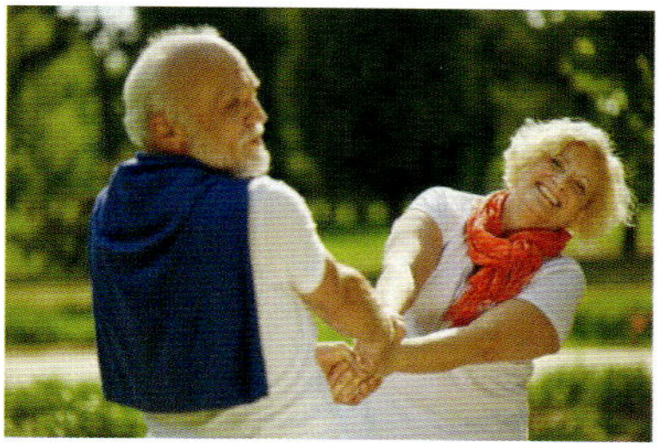

Tanzen

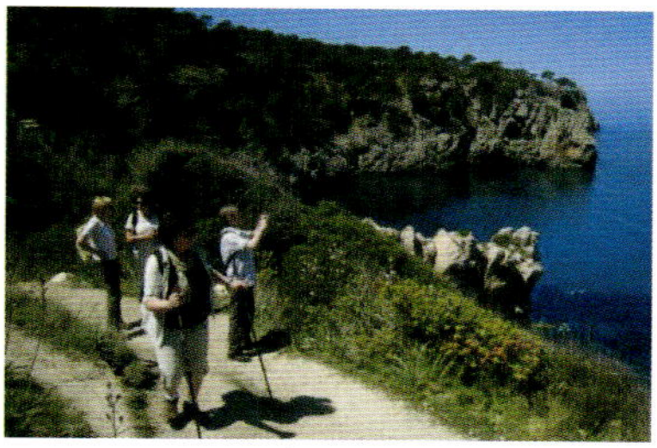

Wanderungen

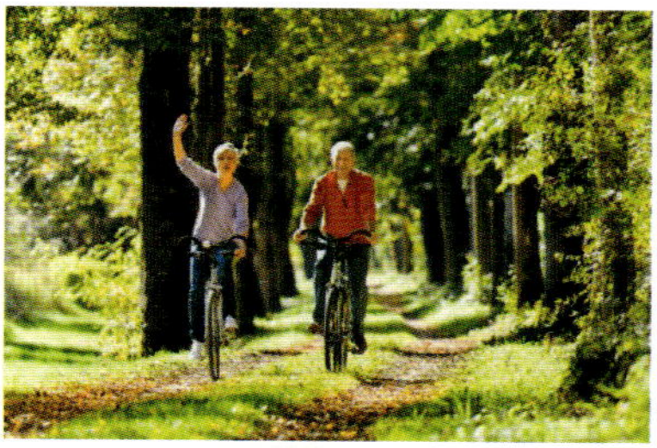

Rad fahren

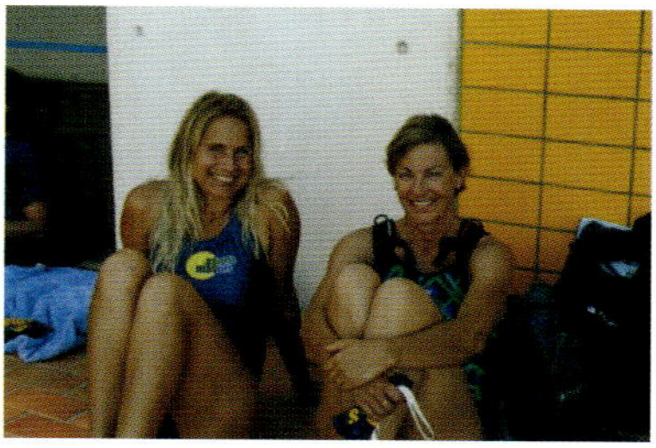

Schwimmen

Nehmen Sie Haltung an

Beginnen wir mit der Körperhaltung. Was hat das jetzt mit Bewegung zu tun, denken Sie? Um gerade zu stehen und gerade zu sitzen brauchen Sie Muskulatur. Fehlt Ihnen die wichtige Rumpfmuskulatur, sacken Sie zusammen, Rückenschmerzen sind die Folge.

Da es in meinen Vorträgen um Schönheit geht und Schönheit vor allem mit Ausstrahlung zu tun hat, möchte ich Ihnen hier zeigen, wie unterschiedlich ein Mensch mit einer guten und wie er mit einer schlechten Körperhaltung wirkt.

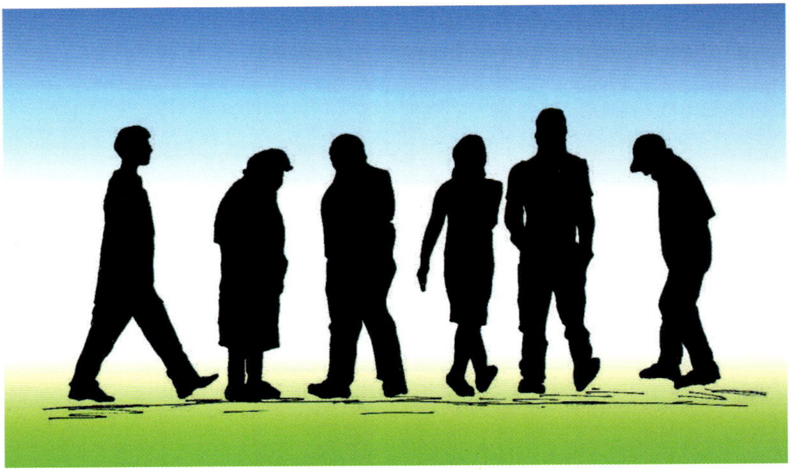

Welcher Mensch wirkt attraktiver und jünger? Die Menschen auf dem Bild können alle das gleiche Alter haben und wirken doch so unterschiedlich. Ganz klar, mit einer aufrechten Körperhaltung sehen Sie nicht nur jünger und dynamischer aus. Sie wirken auch selbstbewusster, offener und freundlicher. Wir lernen daraus: Auch wenn wir mal müde, frustriert und antriebslos sind, können wir unsere Stimmung durch unsere Körperhaltung beeinflussen, und nicht nur umgekehrt.

Unsere positive, gute Laune und selbstbewusste Körperhaltung macht uns für unsere Mitmenschen attraktiv und schön. Beobachten Sie die Bewegungen und die Haltung, und Sie werden feststellen, diese Menschen gehen aufrecht, ihr Gang ist elastisch und sie sind beweglicher als ihre Altersgenossen. Was nützt ein faltenfreies Gesicht, wenn die Haltung gebeugt, der Gang schleppend und die Bewegungen steif sind. Das wirkt müde und alt.

Jünger wirken ist also eine Frage der Haltung!

Lassen Sie sich nicht hängen und gehen Sie aufrecht und aufrichtig durchs Leben. Gerade stehen, gehen und sitzen ist jedoch nur möglich, wenn die gesamte Rumpfmuskulatur gestärkt ist. Übungen zum Muskelaufbau zeige ich Ihnen im Anhang. Oder kommen Sie in mein Coaching.

Die natürlichste Fortbewegung ist das Gehen

Das Gehen ist die einfachste Art, sich zu bewegen, und gehen können Sie immer und überall. Seien Sie nicht bequem, finden Sie Freude daran, in Bewegung zu sein!

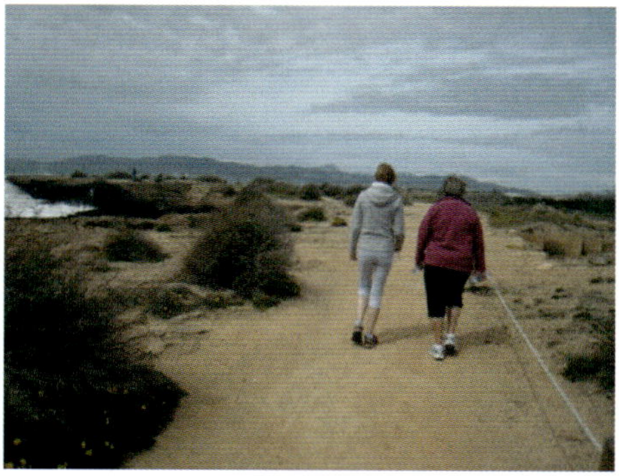

Sind Sie körperlich in Bewegung, so sind Sie es auch geistig. Versuchen Sie im Laufe eines Tages zwischendurch so viel wie möglich zu gehen.

In meinen Coaching-Kursen lasse ich die Teilnehmer einen Schrittzähler benutzen. Der dient nicht nur zur Kontrolle. Der Schrittzähler ist auch ein prima Motivator.

Nicht nur um abzunehmen sollten Sie täglich in Bewegung sein. Das Gehen ist unsere natürlichste Fortbewegungsweise. Alle Lebewesen gehen, schwimmen oder fliegen, wenn wir mal von ein paar Ausnahmen absehen. So ist das Gehen auch nach der Erfindung des Rads unsere ursprünglichste Bewegungsform geblieben.

Ich liebe es zu gehen, deshalb bin ich manchmal tagelang in der Natur unterwegs und bin immer wieder verwundert, wie viel Strecke man an einem Tag zurücklegen und dabei auch noch die Schönheit der Landschaft genießen kann.

Das Gehen ist auch für Menschen geeignet, die nicht mehr joggen möchten oder können, auch für Menschen, die kein Fitness-Studio in ihrer Nähe haben oder keine Lust, sich dort neugierigen Blicken auszusetzen. Gehen kann man, wenn das Wetter zu kalt oder zu nass ist, man braucht kein besonderes Material und kein Geld. Gehen kann jeder. Wenn Sie aus der Übung sind oder über die Jahre ein paar Kilo zu viel angesammelt haben, dann fangen Sie einfach langsam an.

Das kontrollieren Sie am besten mit einem Schrittzähler. So sind Sie auf dem Laufenden, wie viele Schritte Sie über den Tag verteilt tatsächlich gegangen sind, und vor allem bekommen Sie einen zusätzlichen Anreiz, Ihr Ziel zu erreichen und sich zu steigern.

Jeden Tag 10.000 Schritte

Täglich 10.000 Schritte sind die perfekte Anzahl, das wird auch von Medizinern so empfohlen. Das hört sich viel an, aber keine Angst, 10.000 Schritte sind ca. 1 Stunde und 20 Minuten in Bewegung. Damit meine ich nicht, dass Sie sich eineinhalb Stunden Zeit nehmen müssen. Gehen können Sie immer und überall zwischendurch. Zu Ihrer Kontrolle tragen sie einen Schrittzähler. Legen Sie sich ein Schritte-Konto an. Der Schrittzähler ist nicht nur Messinstrument, er ist auch ein genialer Motivator.

Erst neulich schrieb mir eine Teilnehmerin meines Online Coachings:

> *"Heute hatte ich nur 4000 Schritte nach meinem Arbeitstag gesammelt, deswegen habe ich noch einen Spaziergang im Wald gemacht, um mein Ziel zu erreichen. Ich glaube nicht, dass ich das ohne den Schritt-Report getan hätte."*

Wenn Sie schon morgens Ihren Schrittzähler tragen, werden Sie sich wundern, wie und wo Sie überall Schritte sammeln können. Beim täglichen Schritte sammeln zählt wirklich jeder Schritt.

Immer und überall lassen sich Schritte finden:

- Gehen Sie ein Stück zu Fuß, wofür Sie sonst das Auto nehmen.
- Dehnen Sie den Spaziergang mit dem Hund aus.
- Verlegen Sie das Treffen mit Ihrer Freundin in den Park und gehen Sie gemeinsam spazieren.
- Nehmen Sie so häufig wie möglich die Treppe.
- Lösen Sie ein Problem, über das Sie nachdenken im Gehen.
- Gehen Sie beim Telefonieren.
- Schlagen Sie Ihrem Geschäftspartner einen Business-Walk vor.
- Gehen Sie tanzen, dort finden Sie viele Schritte!

Suchen Sie weiter, steigern Sie sich, indem Sie am Abend anstelle bequem vor dem Fernseher zu sitzen nach draußen gehen. Schön, wenn Sie eine Freundin oder den Partner motivieren können, mit Ihnen zu gehen.

Ist es Ihnen langweilig, alleine raus zu gehen? Kann es sein, dass Sie verlernt haben, alleine ohne Ablenkung von Fernsehen oder Radio zu sein? Versuchen Sie es und achten sie darauf, was Sie sehen, hören und riechen. Lernen Sie in jedem Moment aufmerksam zu sein! Ganz nebenbei können Sie zusätzliche Schritte auf Ihrem Konto verbuchen.

Setzen Sie sich ein Ziel. 10.000 Schritte sind ideal für die tägliche Bewegung. Wenn Sie jedoch in der ersten Woche nur auf 5.000 tägliche Schritte kommen und sich dann wöchentlich steigern, so ist das ein wunderbarer Anfang.

Welcher Schrittzähler ist für mich gut?

Inzwischen ist das Angebot an Schritt-, Kilometer-, und Kalorienzählern riesig. Ich selbst hatte sehr lange ein sehr einfaches Model, das man an der Hüfte trägt. Es misst jede Erschütterung, also jeden Schritt. Apps im Handy sind schnell runtergeladen. Wenn man den ganzen Tag Schritte zählen möchte, also auch die Schritte zwischendurch, muß man den ganzen Tag das Handy am Körper tragen. Apps im Handy messen sehr viel ungenauer, oft messen sie doppelt so viele Schritte.

Inzwischen besitze ich ein Fitnessarmband. Das ist nicht ganz billig, hat aber viele gute Funktionen. Es misst die Anzahl der Schritte nicht hundertprozentig genau, es geht ja auch nur um die ungefähre Schrittzahl. Dafür misst mein Armband sogar meinen Puls und meinen Schlaf und berechnet so meinen Tagesbedarf an Kalorien. Wenn ich dann noch eintrage, was ich esse und trinke, habe ich eine gute Kontrolle. Ich finde es hin und wieder ganz hilfreich und interessant, es muss aber nicht eine Dauerlösung sein. Die Schritte zu kontrollieren reicht auch, um sich zu motivieren und sich einfach mehr zu bewegen.

So gehen Sie richtig

Achten Sie beim Gehen auf die richtige Körperhaltung. Beim Gehen halten Sie den Körper aufrecht, nehmen die Schultern zurück, so dass der Brustkorb weit wird und Sie eine gute Menge Sauerstoff aufnehmen können.

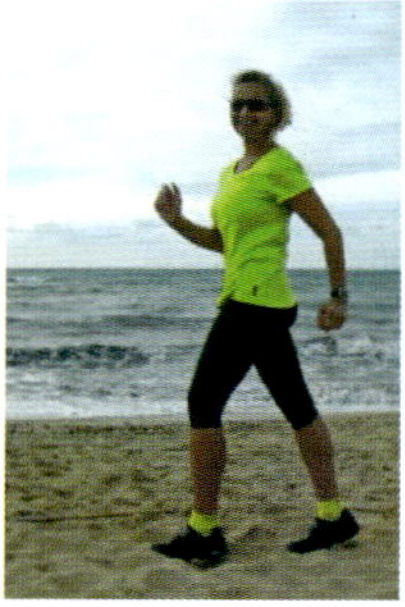

Wichtig: das Kinn zurück nehmen, den Hinterkopf nach oben ziehen. So ist Ihre Wirbelsäule optimal gestreckt. Beim Gehen wählen Sie eine für Sie mittlere Schrittgröße, also weder zu kleine Tippelschritte noch lange, ausfallende Schritte. Die Arme bewegen Sie, wie es beim Gehen natürlich ist: Entgegengesetzt zu den Beinen. Also rechtes Bein und linker Arm vorne. Halten Sie Ihre Arme leicht angewinkelt. Und die aufrechte Körperhaltung nicht vergessen!

Machen Sie sich nicht zu viele Gedanken. Gehen Sie aufrecht, locker und entspannt.

Geheime Push-Up Übungen

Schon morgens im Bett beginnen

Wenn Ihr Körper morgens noch kuschelig warm ist, räkeln Sie sich wie ein Kätzchen. Strecken Sie die Arme und Beine in alle Richtungen und machen Sie anschließend den Rücken rund. Dann legen Sie sich auf den Bauch und heben die Arme und Beine einige Zentimeter übers Laken, halten diese Position für 5 Sekunden, entspannen Sie und wiederholen diese Übung 5 Mal. Auf diese Art und Weise haben Sie bereits am Morgen den Rücken gestärkt.

Beim Zähneputzen ins Bad

Lockern Sie beim Zähneputzen Ihre Hüfte und die untere Rückenpartie. Beim Zähneputzen stehe ich mit beiden Beinen am Boden; jetzt beginne ich die Hüften zunächst langsam zu kreisen: Ein paar Mal links herum, dann einige Male rechts herum. Wenn Sie aufgewärmt sind, knicken Sie die Taille mal nach links, mal nach rechts ein. Kippen Sie die Hüfte nach vorne und nach hinten ins Hohlkreuz, dann beginnen Sie die Hüfte erneut zu kreisen. Erst rechts herum, dann links herum. Nicht übertreiben! Üben Sie dafür regelmäßig, jeden Morgen und jeden Abend, immer die 3 Minuten während des Zähneputzens und Sie werden überrascht sein, wie beweglich Sie werden und vor allem, wie gut das tut!

Beweglichkeit in der Hüfte sorgt für sehr viel Wohlbefinden. Nicht zuletzt, weil Sie durch diese Übungen immer auch eine bessere Verdauung bekommen. Mit Musik macht das übrigens noch mehr Spaß!

Immer und überall, eine Übung für den Po

Egal ob Sie liegen, im Auto oder Büro sitzen, stehen oder gehen, immer und überall können sie Ihren Po anspannen und entspannen. Probieren Sie es mit kurzen und häufigen Intervallen.Anspannen, 5-10 Sekunden halten, wieder entspannen. Probieren Sie es einfach aus. Das macht Spaß und hilft.

Immer und überall, eine Übung für den Bauch

Das gleiche gilt für die Bauchmuskeln. Stehen oder sitzen Sie dabei aufrecht und spannen und entspannen Sie Ihre Bauchmuskeln, wie es Ihnen gefällt. Versuchen Sie, möglichst oft daran zu denken. Ich übe das oft, wenn ich vor dem Fernseher sitze. Dabei setze ich mich auf die Kante, strecke meine Beine, den Oberkörper nehme ich leicht zurück, und jetzt hebe und senke ich meine ausgestreckten Beine. Das geht ganz schön in den Bauch und macht ihn noch schöner flach.

Fitness-Studio Küche

Die Küche bietet ebenfalls viele Möglichkeiten, zu trainieren. Die Arbeitsfläche hat die ideale Höhe für Liegestütze.

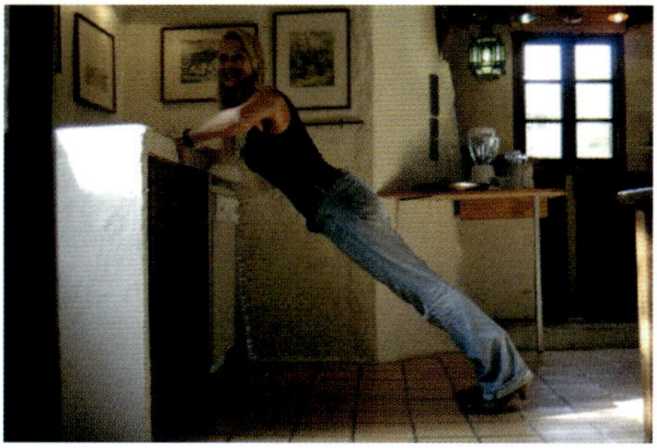

Sie denken, Liegestütze sind nichts für Sie? Schon allein bei der Vorstellung bekommen Sie puddingweiche Arme? Keine Angst, diese Liegestütze kann jeder. Wenn Sie regelmäßig üben, bekommen Sie feste Arme, eine starke Rückenmuskulatur, einen flachen Bauch, und Sie straffen Beine und Po. Liegestütze an der Spüle in der Küche sind einfach. Die kann jeder, und sie sind unglaublich effektiv. Die Beschreibung finden Sie im Anhang.

Unterwegs beim Schritte sammeln

Wenn Sie für das Sammeln Ihrer Schritte unterwegs sind, können sie all diese Push-Up Übungen für Bauch und Po einbauen, wann immer es Ihnen in den Sinn kommt. So festigen Sie nicht nur Ihre Muskulatur, Sie verbrennen zusätzlich Energie. Noch mehr Übungen für unterwegs finden Sie im Anhang.

Eine Treppe als Fitnessgerät

Eine Treppe finden Sie überall: In Ihrem Haus, zu Ihrer Wohnung, in den Keller, zu Ihrem Büro, zur U-Bahn oder, noch besser, irgendwo im Freien.

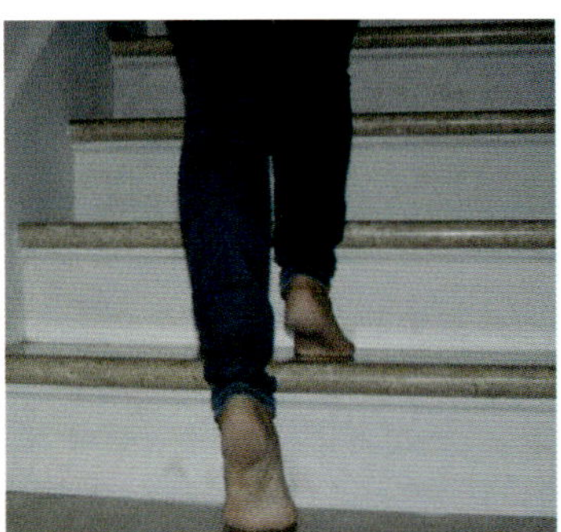

Machen Sie doch ein kleines Workout daraus: Gehen Sie die Treppe zügig nach oben, atmen Sie gleichmäßig und vorsichtig wieder nach unten, zählen Sie die Stufen. Jede Stufe ist ein kleiner Schritt, aber ein ganzer Schritt auf Ihrem Schrittzähler! Wiederholen Sie das auf und ab ruhig, bis Sie an Ihre Grenzen kommen.

Noch mehr Übungen auf der Treppe finden Sie ebenfalls im Anhang. Das ist ein sehr effektives Workout, und Sie machen dabei eine Menge Schritte, die alle zu Ihrem 10.000 Schritte Konto addiert werden.

Dehnübungen für jugendliche Elastizität

Über die Wirkung einer aufrechten Körperhaltung habe ich ausführlich im ersten Kapitel geschrieben. Wie schon die aufrechte Körperhaltung einen Menschen jünger, schlanker und dynamischer wirken lässt, so ist es auch mit der Beweglichkeit.

Mit sanften Dehnübungen erhalten Sie jugendliche Elastizität, und mit mehr Beweglichkeit fühlen Sie sich freier, frischer und leistungsfähiger. Wir schätzen jemanden zuerst nach seinem Erscheinungsbild ein. Dazu gehört, wie er sitzt, steht und sich bewegt, wie er sich dreht und bückt, die Gestik und Mimik. Hat ein Mensch eine schöne Körperhaltung und eine gute Elastizität in seinen Bewegungen, so schätzen wir ihn jung, dynamisch, selbstbewusst und als einen positiv denkenden Menschen ein. Eine aufrechte Körperhaltung und eine hohe Elastizität machen tatsächlich selbstbewusster, fröhlicher und positiver in den Gedanken.

Es ist nie zu spät, mit Dehnübungen zu beginnen. Vor einem Jahr habe ich in meinem Schwimmtraining für den Schmetterling-Stil festgestellt, wie unbeweglich ich in der Taille und Hüfte geworden war. Ich begann jeden Morgen und Abend beim Zähne putzen mit der Hüfte zu kreisen. Mal recht rum, mal links rum, ich bin schnell locker geworden, und das Beste: Ich fühle mich viel freier! Also dachte ich mir, das möchte ich auch mit meinen ganzen Körper haben. Jetzt dehne ich regelmäßig ein bisschen.

Übertreiben Sie bloß nicht!!! Immer nur bis knapp an die Schmerzgrenze gehen, man kann sich auch sehr schnell verletzen. Im Anhang finden Sie ein paar Übungen.

Eine gute Elastizität schützt vor Verspannungen, beugt Verletzungen der Muskulatur vor.

Barfuß-Übungen für gesunde und schöne Füße

Eins meiner Lieblingsthemen sind die Füße! In den Sommermonaten denken wir häufiger an unsere Füße. Da möchten wir sie in schönen Sandalen oder Flip-Flops zeigen.

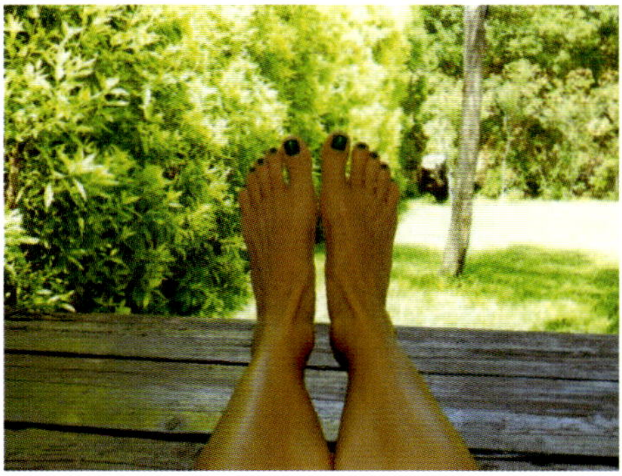

Wir cremen sie ein, lackieren die Zehennägel, doch unsere Füße sind nicht nur zum Zeigen da, unsere Füße sollen uns ein Leben lang tragen.

Wir muten ihnen das Gehen und Stehen in Highheels zu, wir stecken sie mal in zu feste Schuhe, mal in zu luftdichte Stiefel. Selbst in perfekt dem Fußbett angepassten Laufschuhen verkümmert unsere Fußmuskulatur.

Also mal weg mit den Schuhen. Gehen Sie gerne barfuß? Tun Sie das so oft wie möglich. Nur so können Sie Ihre Fußmuskulatur stärken. Mit einfachen Barfuß-Übungen können sie effektiv etwas für gesunde und schöne Füße tun. Barfuß gehen formt und stärkt die Fußmuskulatur, und die brauchen wir nicht nur für gesunde Füße. Eine kräftige Fußmuskulatur fängt die Stoßkräfte ab, die auch Knie und Wirbelsäule belasten.

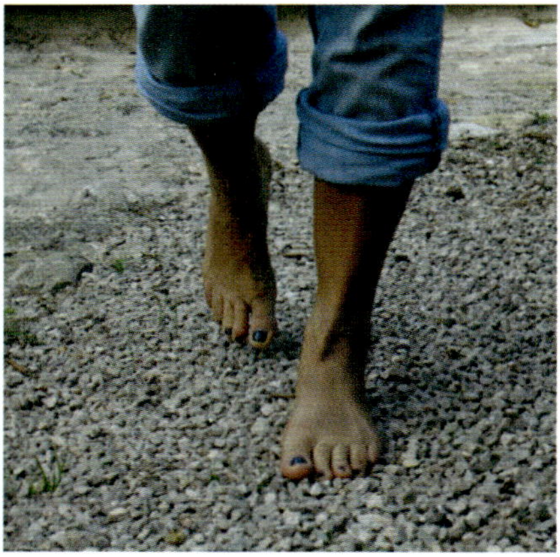

Interessant ist, nicht nur in der Wohnung barfuß zu gehen, verzichten Sie auch mal draußen auf das Schuhwerk. Dabei ist die Kälte nicht so schlimm, wenn Sie die Füße beim Gehen gut durchbluten. Probieren Sie es aus, aber nicht zu lange, wenn es kalt ist.

Anschließend die Füße gut abrubbeln und mit wärmenden Rosmarinöl aus meiner Pflegeserie massieren. Für die Fuß-Übungen eignet sich eine Wiese im Garten oder Park, auch ein Laubboden oder ein Weg mit Sand oder feinen Steinchen ist geeignet. Die Übungen habe ich im Anhang beschrieben. Alle Fuß-Übungen regen auch den Kreislauf an, Ihre Füße werden besser durchblutet und können nach einem langen Arbeitstag auch abschwellen.

Gehen Sie gerne schwimmen?

Es muss nicht immer gleich Leistungssport sein. Das Schwimmen ist eine der gesündesten Sportarten überhaupt.

- Ihr Gewicht wird vom Wasser getragen
- Sie haben keine Belastung auf den Gelenken
- Ihr Kreislauf wird angeregt
- Sie aktivieren alle Muskelgruppen
- Das Wasser massiert den ganzen Körper

Wie kommt es, dass ich noch nie eine Schwimmerin mit Cellulite gesehen habe? Egal, wie alt, egal wie schwergewichtig. Meine Vermutung: durch die Massage und die Durchblutung hat Cellulite einfach keine Chance!!! Nach dem Schwimmen benutze ich mein eigenes Körper-Öl, bestehend aus rein pflanzlichen Ölen. Mit einem regelmäßigen Schwimmtraining und einer guten Pflege können Sie enorm viel erreichen.

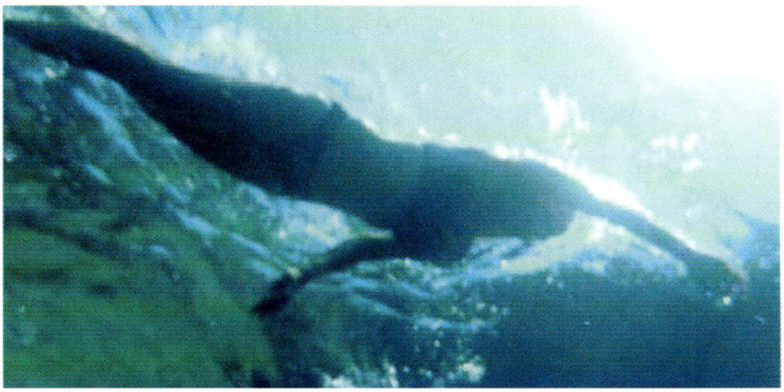

Sie verbrauchen so viele Kalorien wie sonst kaum, da zu der Beanspruchung aller Muskelgruppen auch noch die Abgabe von Wärme an das Wasser hinzukommt.

Da können sie bei einer Stunde sportlichem Schwimmen schon mal 500 Kcal verbrauchen.

Das Schwimmen hat viele Vorteile:

- Hoher Kalorienverbrauch
- Ihr Stress-Level wird gesenkt
- Sie verkleinern Ihr Diabetes-Risiko
- Sie verbessern Ihr Lungenvolumen und verbessern Asthma-Symptome
- Sie senken das schlechte Cholesterol (LDL) und verbessern gleichzeitig das gute HDL
- Sie senken mit täglich 30 Minuten Schwimmen das Risiko, am Herzen zu erkranken um 40%
- Sie straffen Ihren ganzen Körper und bringen ihn in Form
- Sie schonen Ihre Gelenke
- Sie setzen Endorphine frei
- Sie erhöhen Ihre Beweglichkeit

Leider sind in Deutschland nicht überall geeignete Schwimmbäder zu finden. Sollten Sie das Glück haben, ein Schwimmbad in Ihrer Nähe zu finden, nutzen Sie diese Gelegenheit. Packen Sie Ihre Tasche, verabreden Sie sich mit einer Freundin oder besuchen Sie einen Kurs.

Tragen Sie 2-3 Mal pro Woche "Schwimmen" in Ihren Kalender ein. Sie werden sich so wohl fühlen, das kann ich versprechen!

Sport macht schlau

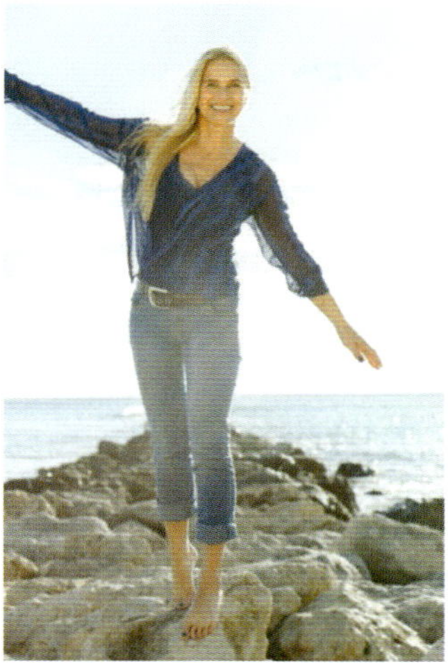

Sport und auch Bewegung ganz allgemein macht nicht nur körperlich fit und glücklich, Sport macht auch schlau. Mit Sport trainiert man nicht nur den Körper, sondern auch das Gehirn.

Kanadische Forscher vom Montreal Heart Institute etwa ließen unsportliche Erwachsene zweimal wöchentlich ein intensives Intervalltraining absolvieren. Nach vier Monaten hatte sich nicht nur ihre Kondition deutlich verbessert, sie erzielten auch in Tests ihrer geistigen Leistungsfähigkeit deutlich bessere Ergebnisse.

Wer hätte das gedacht? Zu den neuen Bewegungsabläufen, die das Gehirn koordinieren muss, kommt die verbesserte Sauerstoffversorgung. Bei regelmäßigem Sport über einen längeren Zeitraum wird die Bildung von Synapsen und deren Verbindungen begünstigt und bestehende Verbindungen im Gehirn gefestigt.

Dazu muss man nicht wie verrückt Sport treiben: Regelmäßige lange Spaziergänge an der frischen Luft mit ein paar Koordinationsübungen, wie etwa am Bordstein balancieren oder rückwärts gehen reichen schon aus.

Jungbrunnen Sport und Bewegung

Sport und Bewegung scheinen ein wahrer Jungbrunnen zu sein, körperlich und geistig. Wir verbessern unseren Stoffwechsel, die Sauerstoffzufuhr, die Beweglichkeit und stärken die Abwehrsysteme. All das macht schön!

Das wird in Ihrem allgemeinen Erscheinungsbild sehr deutlich sichtbar. Botox wird überflüssig, nicht nur, weil sich Ihr Hautbild verbessert, sondern weil Sie auf Ihre neu gewonnene Ausstrahlung nicht mehr verzichten wollen. Mit einer eingeschränkten Botox-Mimik dagegen geht Ihre Ausstrahlung verloren.

Bewegung hält jung und macht schön!

Dazu möchte ich Ihnen von meinem Schwimmverein berichten. Ich schwimme dort jetzt seit 7 Jahren, es ist ein Verein der Masters wie es beim Schwimmen heißt. Wir bereiten uns gemeinsam auf Wettkämpfe vor, wo wir dann, in Altersklassen unterteilt, bewertet werden.

Die älteste Teilnehmerin, die ich auf einem internationalen Wettkampf getroffen habe, war 95 Jahre alt. Letztes Jahr kam eine Teilnehmerin aus Düsseldorf, Inge, 92 Jahre. All diese alten Damen und Herren springen vom Startblock und ziehen Ihre Bahnen, unglaublich! Manolo aus unserem

Verein, 93 Jahre, hat mit 88 Jahren noch gleich mehrere Medaillen auf der Weltmeisterschaft geholt. Ok, Sie werden sagen, die Konkurrenz ist ja sicher nicht mehr sehr groß. Ich habe ihn im vergangen Herbst gesehen, wie er über 100 Meter „Lagen“ einen spanischen Rekord schwamm. Das muss man erst einmal bewältigen, allein die 25 Meter im Schmetterling-Stil zu Beginn. Wenn Sie jetzt denken, solche Menschen machen sicher schon ihr ganzes Leben lang Sport, auch das stimmt nicht immer! Manolo begann erst im Alter von 70 Jahren mit dem Schwimmsport.

Es gibt unzählige Beispiele von Sportlern in allen Sportarten. 100 jährige Leichtathleten oder 100 jährige Yogalehrerinnen haben nicht nur die sportliche Leistung gemeinsam, sie sehen alle sehr viel jünger, vitaler und lebenslustiger aus.
Sie flirten, sie lachen und haben Spaß am Leben. Das gefällt mir sehr! Alle diese tollen Menschen, die man früher vielleicht nur auf dem Schaukelstuhl sah, können uns ein Vorbild für Vitalität und Lebensfreude sein.

Begeisterung für eine Sache
ist ein wahrer Jungbrunnen!!!

Ein Sportverein ist sehr hilfreich, wenn man regelmäßig Sport machen möchte. Zu der Bewegung kommt hier die soziale Komponente. Wir treffen uns mit Gleichgesinnten, schwitzen, lachen und freuen uns über gemeinsame Erfolge. Es muss ja nicht gleich ein Wettkampf sein.

Bewegung in der kalten Jahreszeit

“Es gibt kein schlechtes Wetter, es gibt nur die falsche Kleidung!!!”

Jeder kennt diesen Satz, und er ist so wahr. Besonders heutzutage, wo die Auswahl an funktioneller Kleidung so groß wie nie ist! Es kostet schon Überwindung nach draußen zu gehen, wenn es dort kalt, windig und nass ist. Suchen Sie sich also einen kuscheligen Pulli, Schal und Handschuhe in Ihrem Kleiderschrank, Kaufen Sie sich einen Regenmantel mit Kapuze und Gummistiefel - und jetzt raus mit Ihnen! Wenn man den inneren Schweinehund besiegt hat, , fühlt es sich soo gut an!

Die feuchte Luft auf Ihrer Haut... Sie beobachten die bunten Blätter an den Bäumen... laufen einfach durch die Pfützen, wie Sie es als Kind immer getan haben. Sie können mit einer Freundin oder einem Freund spazieren gehen. Gespräche während eines Spaziergangs sind immer intensiv. Oder Sie gehen alleine, sortieren Ihre Gedanken oder machen Pläne. Aber bitte, lassen Sie das Handy in der Tasche stecken.

Wenn Sie draußen sind, fühlt sich das Wetter nie so schlecht an, wie Sie es aus Ihrer Wohnung heraus gesehen haben. Sie sind glücklich und haben frische Luft genossen. Jetzt können Sie sich mit einer Tasse heißem Tee und Ihrer Lieblings-Musik in die Badewanne legen und sich anschließend mit dem sinnlich duftenden Body-Öl Rose aus meiner Beauty Serie verwöhnen.

Leben Sie besonders in der kalten Jahreszeit bewusst. Ich kann Sie gerne begleiten, mit köstlichen gesunden Rezepten, Übungen für jeden und überall und mit kleinen Geschichten zum Nachdenken. So kommen Sie ohne Figur-Probleme durch die kalte Jahreszeit. Dann haben Sie im Januar oder Februar einfach schon mal einen Vorsprung gegenüber den Leuten, die schlecht gelaunt vor dem Spiegel stehen und sich über sich selbst ärgern.

Letztes Jahr habe ich es selbst erlebt. Ich bin aus den Weihnachtsferien mit der Familie und reichlich Festtags-Essen gekommen und hatte weder zugenommen, noch Muskulatur verloren. Ich fühlte mich einfach nur gut.

Beginnen Sie heute

Sie haben überall die Möglichkeit, sich zu bewegen. Sie können überall spazieren gehen, in einem Park in der Stadt, auf Feld und Waldwegen und im Urlaub ja sowieso. Fangen Sie gleich heute an und gehen Sie täglich raus, selbst wenn es nur für ein paar Minuten ist.

Übungen zum Muskelkaufbau, für eine bessere Haltung und mehr Beweglichkeit können Sie überall und jederzeit machen, zu Hause ebenso wie im Büro oder unterwegs, etwa, wenn Sie eine Treppe sehen.

Ich bin für Sie da

Mein „Natürlich schön“ Programm lässt sich überall und jederzeit umsetzen. Wir können einen gesünderen Lebensstil in jeden Alltag einbauen, wenn wir nur wollen.

Es liegt allein an Ihnen, was Ihnen Ihr Genuss am Leben, Ihr Körper und Ihr Geist Wert sind. Jeder kann etwas für sich tun, um sich wohler zu fühlen. Viele von Ihnen wollen vielleicht abnehmen, andere wollen nur etwas für ihre Fitness oder ihre Gesundheit tun.

Im folgenden Kapitel geht es um das Thema, „Natürlich schön“ - Geheimnis Entspannung.

Am Ende des Buches finden Sie einige Rezepte und Übungen. Auf meiner Webseite www.prinzessin-stolberg.com finden Sie einen Link zum Coaching und zu Terminen. Ich bin für Sie da.

Machen Sie jede Reise zu einer Reise zu sich selbst.
Nur wer sich selbst liebt, kann auch andere lieben.

4. Geheimnis Entspannung

In diesem Kapitel verrate ich Ihnen das Geheimnis „Schönheit durch Entspannung“

Wer schon meine letzten 3 Kapitel gelesen hat weiß, wie ich Schönheit definiere. Unter Schönheit, vor allem der alterslosen Schönheit, verstehe ich eine innere und zugleich äußere Schönheit. Dabei wird die innere Schönheit nach außen getragen. Dazu gehört nicht nur die richtige Lebenseinstellung, sondern auch die richtige Ernährung, denn die versorgt unseren Körper. Ebenso wichtig ist auch tägliche Bewegung, denn nur so funktioniert unser Stoffwechsel optimal. Die Bewegung kann ganz moderat sein, Hauptsache, Sie bewegen sich täglich.

Im 4. Kapitel geht es heute um Schönheit durch Entspannung. Entspannung des Körpers, also der Muskulatur genauso wie Entspannung des Geistes, also der Seele. Entspannung baut Stress ab, körperlich wie seelisch. Beobachten wir doch einmal die Menschen in unserem Umfeld. Viele Leute sind heutzutage gehetzt, gereizt und nervös. Dieser Zustand tut uns nicht gut. Weder unserem Körper, noch unserer Seele, und die Wirkung auf unsere Mitmenschen ist alles andere als positiv.

Wenn Sie die Wahl haben, ein Wochenende mit einem mental ausgeglichenen Freund oder Freundin zu verbringen statt mit einem gereizten Menschen – was ist Ihnen lieber? Ich brauche die Antwort nicht abzuwarten.

Ein entspannter Mensch ist sympathisch und attraktiv. Wir mögen die Anwesenheit entspannter Menschen und genießen ihre Nähe. Viele von uns sind ständig wie unter Strom. Wenn wir keine konkreten Pläne und Aufgaben haben, dann lassen wir uns berieseln. Wir schauen fern oder sitzen vor dem Computer. Wir finden dabei keine Ruhe, unser Gehirn kann dabei nicht abschalten. Und was wir zunächst nicht bemerken: auch unser Körper ist dabei angespannt.

Stressiger Alltag

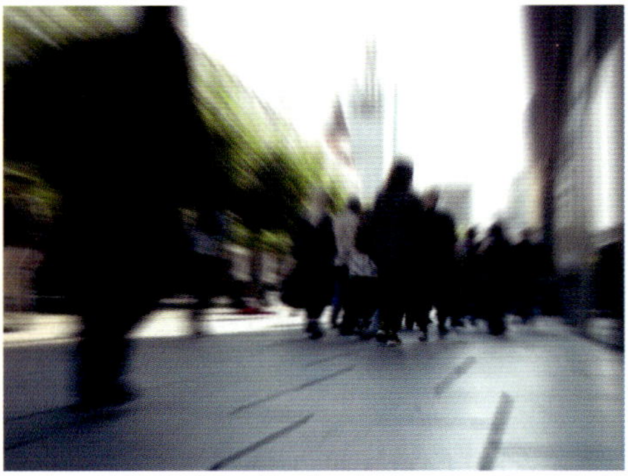

Wie sieht unser Alltag aus? Wie oft denken wir einfach nur mal an uns? Selten, werden Sie jetzt denken. Immer ist noch etwas zu erledigen.

Im Hinterkopf liegen so viele unerledigte Aufgaben. Der Einkauf, die Wäsche, die Kinder müssen noch abgeholt werden, Papierkram auf dem Schreibtisch, und meine Mutter wollte ich auch schon lange mal wieder besuchen. Kennen Sie das? Ich gehöre zu diesen Menschen.

Wenn dazu dann noch eine große Belastung im Job kommt, bleibt keine Zeit mehr für einen selbst. Dann schleichen sich Unwohlsein und Unzufriedenheit ein. Spaß und Freude am

Leben gehen verloren. Irgendwann macht auch der Körper schlapp. Von der Ausstrahlung, die Sie dann haben, brauche ich erst überhaupt nicht zu reden.

Wahre Schönheit kommt von innen. Mit einer gestressten oder genervten Ausstrahlung wirken Sie niemals schön.

Burnout

Das Ergebnis ist oft ein klassisches Burnout. Dann geht erst einmal nichts mehr. Auch mir blieb das nicht erspart. Damals wollte ich nur noch schlafen.

Ich hatte mehrere Projekte auf einmal, habe mich total in Kleinigkeiten verloren, war unorganisiert und wusste nicht mehr, welche Aufgabe ich zuerst bearbeiten sollte. Ich dachte, ich schaffe das alles nicht. Dabei steigerte ich mich zusätzlich in einen blinden Aktionismus, fing parallel an, den Kleiderschrank auszumisten. Dann wurde ich müde. Ich schlief nachts mindestens 12 Stunden. Wenn ich in meinem Büro an die bevorstehenden Aufgaben dachte, wurde ich schlagartig müde und musste mich hinlegen. Dann schlief ich noch einmal 4 Stunden.

So konnte das nicht weitergehen! Ich schlief 3 Tage und 3 Nächte lang. Am 4. Tag rief ich einen befreundeten Psychiater an, und wir sprachen über Skype mehr als eine Stunde. Am Ende schrieb er mir ein Rezept. Das gab er mir schriftlich: Ich solle 1 mal wöchentlich segeln gehen! Zuvor hatte ich ihm von meinem Glücksgefühl auf dem Wasser beim Segeln erzählt.

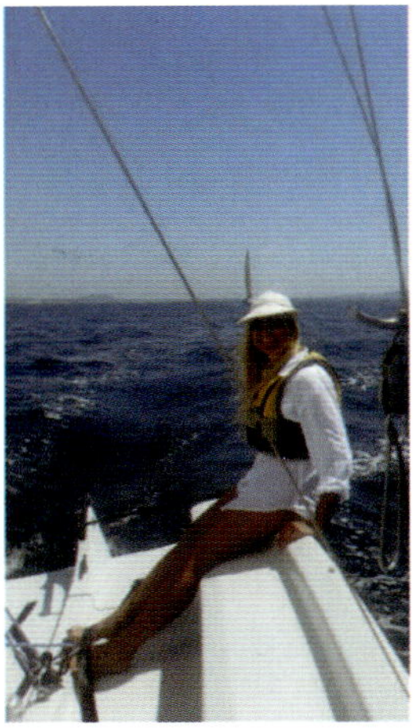

Klar, so schnell kann man kein Burnout behandeln, doch die angeordnete Entspannung hat mir die Augen geöffnet. Ganz so einfach ist es allerdings nicht immer.

Wenn man bis an die Grenze seiner Leistungsfähigkeit gearbeitet hat, muss man dringend einige Dinge in seinem Leben ändern. Das Segeln war für mich ein Anfang und ein wertvoller Hinweis, der Beginn eines Umdenkungsprozesses. Ich nahm mir nicht nur bewusste Auszeiten, ich organisierte mich neu, schaffte klare Strukturen und eine neue Ordnung. Das muss jeder für sich herausfinden. Bald bekam ich meine gewohnten Energien zurück.

Viele von uns befinden sich in einem Hamsterrad. Das müssen wir ab und zu anhalten und mal aussteigen.

Leistungsdruck

Wir sind ja alle einem unglaublichen Leistungsdruck ausgesetzt. Das fängt schon bei den Kindern an. Unsere Gesellschaft ist auf Leistung getrimmt, und unser Ziel ist, dass die Kinder in dieser Welt gut zurechtkommen. Dafür setzen wir sie unter Druck. Weil wir es gut meinen natürlich, nicht, um sie zu quälen. Mit wie viel Druck kommen sie zurecht? Lernen sie dabei vielleicht sogar ihren eigenen Wert an ihrer Leistung zu messen?

Wo bleiben die wichtigen Werte, die für ein soziales Lebewesen so wichtig sind? Mitgefühl, Nächstenliebe und auch die Liebe zu sich selbst? Lieben Sie sich nicht selbst, können Sie auch andere nicht lieben und schätzen.

Später im Job wird es nicht besser, der Leistungsdruck nimmt sogar noch zu. Wir wollen oder müssen immer mehr leisten, um konkurrenzfähig zu bleiben oder aus finanziellem Druck. Bei Frauen kommt zu dem Job noch die Familie, und schon bleibt keine Zeit für Entspannung oder um einfach nur mal die Seele baumeln zu lassen. Ohne Entspannung verlernen wir, uns selbst zu fühlen, zu achten und zu lieben.

Unzufriedenheit

Unzufriedenheit macht uns wirklich hässlich. Mir hat mal vor Jahren jemand gesagt: „Astrid, du darfst im Leben nie ganz zufrieden sein, sonst erreichst du nichts!"

Das hat mich ehrlich schockiert. Ich war damals sehr zufrieden, war frisch verliebt und das Leben war so leicht und so schön. Inzwischen kann ich diesen Satz differenziert sehen. Wir müssen uns immer weiter entwickeln, wir müssen dazulernen, neugierig sein, jeden Tag! Aber wir müssen auch zufrieden sein, das Leben genießen und dankbar sein, täglich, für alles, was uns an Gutem widerfährt.

Mein Fazit: Versuchen Sie, immer zufrieden zu sein. Alles, was in der Vergangenheit liegt, können wir sowieso nicht mehr ändern. Wenn etwas nicht gut gelaufen ist, sollten wir das nur unter Erfahrung verbuchen. Mit dem Moment sind wir zufrieden, weil wir immer nur den e i n e n Moment für eine Handlung haben und ihn so nutzen, wie es für uns möglich ist. Dennoch entwickeln wir uns immer weiter.

Wir entwickeln uns, weil wir unsere Erfahrungen mitnehmen, und weil wir im Augenblick aufmerksam und interessiert sind. So wird jeder Tag zu einer Bereicherung und endet am Abend mit einer tiefen Zufriedenheit.

Gefahr für unsere Beziehung

Ich möchte behaupten, dass eine permanente Gereiztheit und fehlende Entspannung sogar ein Hauptgrund für das Scheitern so vieler Beziehungen ist.

Der Umgang mit einem gestressten und gereizten Partner oder einer Partnerin kann auf Dauer unerträglich werden. Die einen flüchten sich in Arbeit, um nicht so viel zu Hause zu sein, andere flüchten zu ihrem Sport oder in einen Verein. Oder sie flüchten zu einer Geliebten oder dem Hausfreund.

Da rätselt die betrogene Ehefrau: Was hat die Geliebte, was ich nicht habe? Sieht sie besser aus, ist sie jünger, schlanker oder intelligenter? Ganz sicher hat der Mann bei ihr keinen Alltagsstress, keine eingefahrene Routine, kein Jammern zur Begrüßung. Dort kann er sich entspannen und die Seele baumeln lassen. Nach diesem Zustand sehnt sich doch jeder.

Anstatt davon zulaufen, müssen wir an unseren Beziehungen arbeiten. Das kann man lernen. Zum Beispiel können wir unseren Partner immer freundlich begrüßen und verabschieden. Wer mit dem Satz: „Mein Tag heute war furchtbar, mein Auto wurde angekratzt, unser Sohn ist mit einer 5 nach Hause gekommen, und warum putzt du dir deine Schuhe nicht richtig ab“ begrüßt wird, kommt sicher nicht gerne nach Hause.

Jeder braucht Ruhe, Frieden und Entspannung. Also muss unser Ziel sein, zur Ruhe zu kommen, Ängste und Sorgen abzulegen. Wir müssen uns bemühen, Kraft und Energie aus uns selbst zu schöpfen.

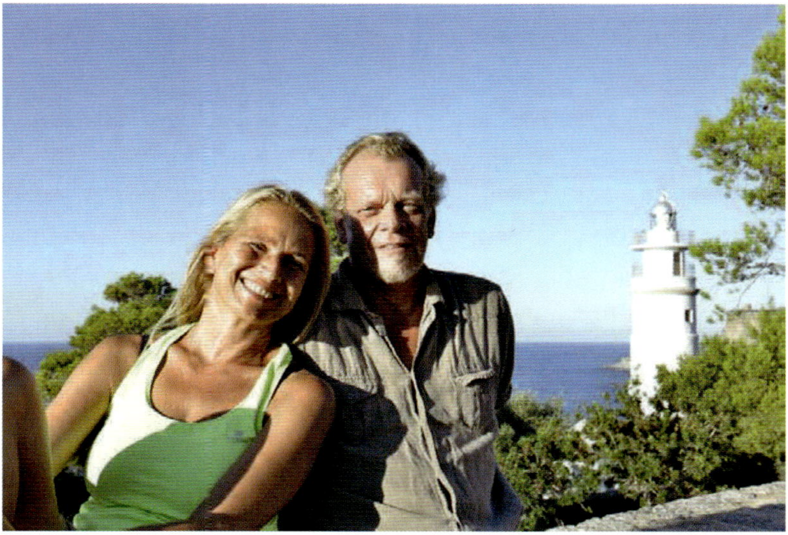

Beispiele entspannter Menschen

Wen kennen wir, der immer entspannt und freundlich ist? Erinnern wir uns an unsere Großeltern. Meine Oma und meinen Opa habe ich sehr entspannt in Erinnerung.

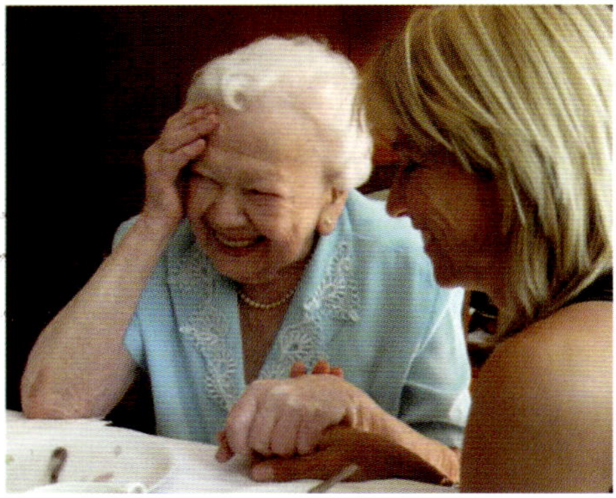

Klar, sie waren in Rente und hatten sich ihren Ruhestand verdient. Meine Oma hatte immer für mich Zeit, sie hörte mir zu, sie kochte mir stets mein Lieblingsessen. Mit meinem Opa bin ich spazieren gegangen, oder ich habe ihm im Garten geholfen. Das war für mich als Kind das Allerschönste.

Es gibt aber auch Menschen, die noch mitten im Job stehen und immer entspannt scheinen. Diese Menschen wirken sympathisch, großzügig und stehen in irgendeiner Art und Weise über den Dingen. Vielleicht haben Sie so jemanden in ihrem Bekanntenkreis oder noch besser in Ihrer Familie. Ein öffentliches Beispiel ist der Dalai Lama. Für ihn scheint es nichts zu geben, was ihn hetzt oder angespannt wirken lässt. Ein Vertrauter von ihm ist der Mönch Matthieu Ricard. Er wird von Wissenschaftlern als glücklichster Mensch der Welt bezeichnet. Das kann man natürlich so nicht sagen, doch er steht beispielhaft für jeden tief glücklichen Menschen.

Matthieu Ricard ist ein studierter Wissenschaftler, der seit über 30 Jahren als buddhistischer Mönch lebt. An der Uni in Wisconsin wurde von ihm ein Gehirn-Scan erstellt, bei dem eine ungewöhnliche Aktivität in einer bestimmten Region des Gehirns festgestellt wurde, dort, wo emotionale Prozesse gesteuert werden. Die sind letztendlich für Glücksgefühle zuständig.

Ricard behauptet, Wohlwollen, Achtsamkeit, emotionale Ausgeglichenheit und Widerstandsfähigkeit seien Eigenschaften, die wir trainieren können. Insofern kann man sagen, dass Sie das Glücklichsein trainieren können, sagt Matthieu Ricard. Er empfiehlt, mit 15 Minuten Meditation zu beginnen und dann die Momente des Glücks auszudehnen. Das ist längst auch zu einer Empfehlung von Neurowissenschaftlern geworden. Beginnen Sie schon heute Achtsamkeit und Wohlwollen Ihren Mitmenschen gegenüber zu üben. Das ist gar nicht so schwer: Achten Sie auf Details und versuchen Sie, jedem Menschen etwas Positives abzugewinnen. Das ist ein erster Schritt und macht Spaß.

Gelassenheit

Gelassenheit ist wohl das Geheimnis. Gelassenheit wirkt freundlich. Gelassenheit macht schön. Gelassenheit macht sympathisch.

Gelassenerer Menschen ziehen das Gute und Schöne magisch an, in ihrer Nähe fühlen wir uns wohl. Doch wie gelangen wir zu mehr Gelassenheit? Das geht nur über Entspannung. So kommen Geist und Körper zur Ruhe. Möglichkeiten zur Entspannung gibt es immer, auch mit wenig Zeit und Geld, wir müssen es nur zulassen.

Vertrauen

Das Vertrauen in sich selbst und Ihre Mitmenschen ist die Basis für Gelassenheit und eine ruhige und schöne Ausstrahlung. Ohne ein Gefühl von Miteinander werden wir einsam und traurig, und das sieht man uns dann an.

Immer mehr Menschen vertrauen ihren Mitmenschen nicht mehr. Sie leben alleine, ziehen sich zurück. Einige schaffen sich deshalb auch einen Hund oder eine Katze an. Wie oft habe ich schon gehört: Mein Hund ist mein bester Freund, den Menschen misstraue ich. Das ist schade. Ich mag Hunde, wir haben Haustiere, seit ich ein Kind war. Nur, wenn Tiere an Stelle von Menschen treten, dann ist das schon sehr traurig. Ihr Hund freut sich immer, wenn er Sie sieht. Das liegt auch daran, dass er von Ihnen gefüttert und gestreichelt wird. Der Hund ist ein Rudel-Tier und braucht auch Gesellschaft.

Deshalb kommt er Ihnen auch emotional so nah. Er spürt Ihre Einsamkeit oder Ihre Freude. Deshalb nimmt er an allen Ihren Emotionen teil. Es ist längst erwiesen, dass Haustiere emotional gut tun. Doch ein Haustier kann keinen geistigen oder körperlichen Austausch mit einem Menschen ersetzen.

Vertiefen Sie menschliche Kontakte und lassen Sie Vertrautheit und Nähe zu. Hier zählt: Wer nicht wagt, der nicht gewinnt!

Entspannung kann man lernen

Entspannung kann man lernen. Mit kleinen Übungen zwischendurch tritt man im Alltag Stresssituationen gelassener gegenüber und beugt somit dem Burnout vor. Entspannte, gelassene Menschen sind attraktiver und schöner.

Verschiedene Formen der Meditation

Meditation ganz allgemein beruhigt und entspannt. Das hilft wiederum, sich zu sammeln und zu konzentrieren. Dabei verändert sich die Struktur und Dichte der Nervenzellen im Gehirn. Das ist inzwischen im Kernspin nachweisbar. Dadurch fällt nicht nur das Denken leichter, wir fühlen uns auch besser.

Zum ersten Mal bewusst wurde mir der Erfolg von Meditation vor Schwimmwettkämpfen. Ich schwimme Kurzstrecken, da muss man auf die Sekunde genau in optimaler Form sein. Ist man zu nervös, dann kostet die Nervosität zu viel Energie. Ist man zu entspannt, hat man nicht die richtige Körperspannung, um alles zu geben. Das ist bei einer 57 jährigen Masterschwimmerin nicht anders als bei einer Olympiateilnehmerin.

Meditation kann also dazu dienen, Körper und Geist in einen optimalen Zustand der Aufmerksamkeit zu versetzen. Diese neurologischen, also nervlichen Veränderungen durch Meditation sind nachweisbar. Außerdem verlangsamt sich der Herzschlag, die Muskelanspannung wird reduziert und die Atmung vertieft sich. Das ist ja auch sehr gut messbar.

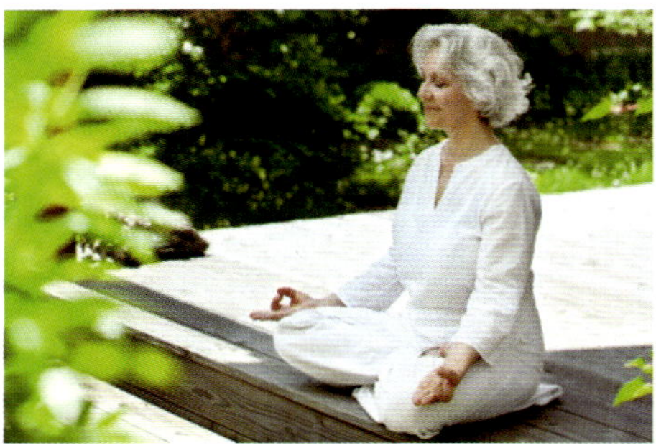

Meditation, wie jede Entspannung, hilft ganz allgemein gegen Stress und sollte in irgendeiner Form von jedem von uns praktiziert werden. Meditation kann im Sitzen oder Liegen praktiziert werden, in absoluter Ruhe oder von wenigen sanften Klängen begleitet.

Meditation können Sie ganz alleine üben. Vielleicht wird es Ihnen schwer fallen, an nichts zu denken. Hier ist eine der Achtsamkeitsübungen:

Setzen Sie sich ganz ruhig, entspannt und aufrecht hin, betrachten Sie eine Sache, ein Blatt, einen Regentropfen oder die Wolken. Oder lauschen Sie mit geschlossenen Augen Geräuschen in der Ferne. Das Ergebnis ist gleich: Sie kehren ein, werden ruhig und gelassen und mobilisieren neue Energien.

Holen Sie tief Luft

Die einfachste Art der Entspannung ist eine bewusste und intensive Atmung. Achten Sie auf Ihren Atem. Mit dem bewussten ein- und ausatmen kommen wir zur Ruhe, wir verbessern unsere Lebensqualität und auch unsere Lebenseinstellung zum Älterwerden.

Bewusst atmen können Sie immer und überall. Egal, ob Sie gestresst im Büro sitzen oder ob Sie Streit mit Ihrem Ehepartner hatten: Atmen Sie erst einmal tief durch. Denken Sie dabei auch an eine aufrechte Körperhaltung, wie schon in den vorherigen Kapiteln beschrieben.

Die einfachste Meditation und für jeden durchführbar ist deshalb auch die Atem-Meditation. Das hat nichts mit Esoterik zu tun. Meditation gibt es in allen Kulturkreisen. Sie dient der Entspannung, der Besinnung und auch der Konzentration vor schwierigen Aufgaben, wie einer Konferenz oder einem sportlichen Wettkampf. Im Anhang habe ich einfache Techniken für eine Atemmeditation beschrieben, die Sie sofort ausprobieren können. Diese Atmung können Sie so oft und so lange durchführen, wie Sie sich dabei wohl fühlen. Schnell werden Sie merken, wie Sie sich beruhigen und zunehmend entspannen.

Schön, wenn Sie diese Atemmeditation im Freien oder am offenen Fenster machen können. Die extra Dosis Sauerstoff tut Ihrem Gehirn und Ihrem Körper gut. Ihre Haut wird es Ihnen mit einem frischen Teint danken.

Aktive Meditation

Es gibt auch eine aktive Meditation. Dazu gehören zum Beispiel die Tee-Zeremonie der Japaner, Yogaübungen oder sogar die innere Kampfkunst Tai-Chi.

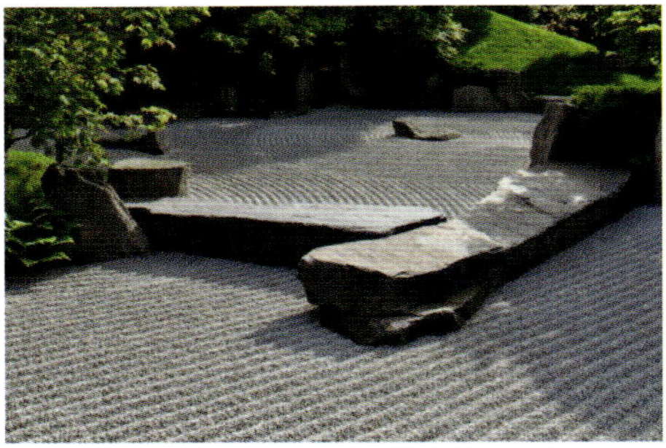

Sie kennen sicher auch die wunderschönen Zen-Gärten, wo man meditativ den Kies in Wellenform recht. Je länger ich nachdenke, um so mehr fällt mir ein: Japanisches Bogenschießen, Ikebana, die Blumensteckkunst und die japanische Schreibkunst.

Auch in unserer Kultur gibt es Hobbys, die entspannen und beruhigen. Diese Hobbys zählt normalerweise niemand zur Meditation, sie stehen aber in nichts den traditionellen japanischen Tätigkeiten nach. Was meinen Sie, was bedeutet es für jemanden, ein Puzzle zu legen oder Fische zu beobachten? Auch das Stricken hat einen stark meditativen Charakter. Also warum so weit in die Ferne schweifen, jede Kultur hat ihre Meditation, sie nennt es vielleicht nur nicht immer so.

Meditation entspannt und macht schön!

Die Geh-Meditation

Natürlich können Sie auch meditativ gehen. Im Zen wird es genauso praktiziert wie es die Philosophen im alten Griechenland oder bei uns die Mönche im Mittelalter taten. Dabei spielt es keine Rolle, ob Sie Ihrem Atem lauschen, Ihre Schritte beobachten oder vielleicht sogar beten. Die Geh-Meditation gibt es in vielen Kulturen, in der christlichen Kirche genauso wie im Zen-Buddhismus. In den mittelalterlichen Klöstern Europas finden wir die Kreuzgänge und die Klostergärten, die Zen-Buddhisten gehen durch ihre Zen-Gärten.

Nennen wir es in unsere Kultur doch einfach mal „Spazieren gehen". Wanderungen oder nur ein schöner Spaziergang können sehr meditativ sein. Dazu muss man bloß achtsam und ohne Zwänge gleichmäßig gehen und genießen. Was gibt es Schöneres?

Wandern gehen

Gehen Sie gerne wandern? Beginnen Sie mit Spaziergängen. Wenn Sie genügend Ausdauer haben, dehnen Sie die Spaziergänge aus. Packen Sie einen Rucksack - und los geht es.

Die Natur ist überall schön, auch vor Ihrer Haustür. Fahren Sie ein paar Kilometer mit der S-Bahn oder dem Auto ins Grüne, wenn Sie in einer Großstadt wohnen. Ich verspreche Ihnen einen wunderbaren Tag der Entspannung.

Ich habe ja das Glück, auf Mallorca zu leben, dort führe ich seit vielen Jahren Wandertouren im Tramuntana-Gebirge. Die Berge sind bis 1450 Meter hoch, und es gibt unglaublich schöne Touren. Der Anspruch geht von einfach bis schwer, auch Touren mit alpinem Charakter sind möglich.

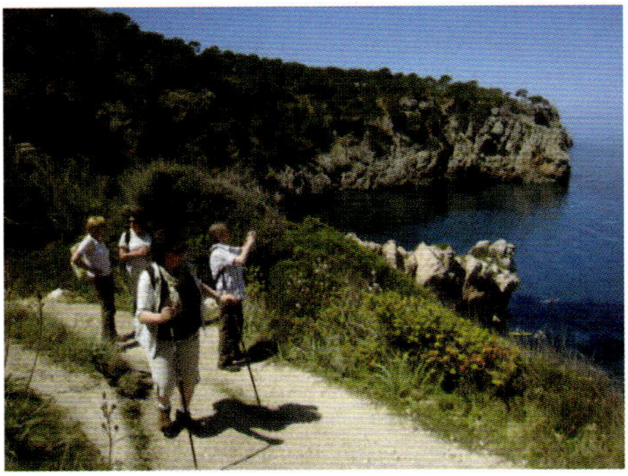

Im Gegensatz zu den Alpen sehen wir das Meer am Horizont, wenn wir auf einem Gipfel stehen. Das Wetter ist wesentlich beständiger, es blüht der Rosmarin, der Duft von Orangenblüten steigt aus dem Tal auf. Meine Wandergäste sind alle sympathische und gut gelaunte Menschen. Wen wundert das, bei der Liebe zur Natur?

Genießen Sie ab und zu einen Wandertag. Wo sonst kann man sich so gut aktiv erholen! Der Aufwand ist wirklich gering und das Resultat wird Sie überraschen. Am Abend sind Sie entspannt und angenehm müde.

Noch eine Empfehlung: Achten Sie auf bequeme Schuhe mit rutschfesten Sohlen, dem Wetter angepasste Kleidung, einen kleinen Imbiss und auf jeden Fall ausreichend Wasser! Meinen Wandergästen empfehle ich 1,5 bis 2,5 Liter je nach Dauer und Witterung.

Gönnen Sie sich eine Auszeit

Gönnen Sie sich in Ihrem Alltag immer mal kleine Auszeiten. Diese müssen nicht mit viel Aufwand verbunden sein. Ein Wellness-Tag, ein kleiner Ausflug oder ein Spaziergang mit einer lieben Freundin kann Ihre Batterien wieder aufladen. Anschließend arbeiten Sie effektiver und mit mehr Freude.

Musik entspannt

Mit Musik kann man ganz wunderbar entspannen.

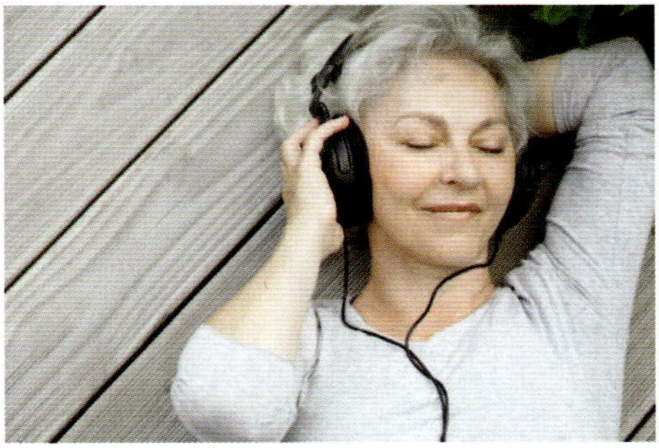

Da die Geschmäcker verschieden sind, müssen Sie selbst herausfinden, bei welcher Musik Sie entspannen. Bei mir ist das sehr von der Tagesform abhängig.

Manchmal mag ich ein einzelnes Instrument, ein anderes Mal eine schöne Stimme. Das kann von Klassik über Jazz bis Hard-Rock gehen. Manchmal sind es auch nur Töne, wie die von tibetanischen Klangschalen oder von gregorianischen Kirchengesängen.

Finden Sie Ihre geeignete individuelle Entspannungsmusik.

Tanzen entspannt

Wenn wir schon bei Musik sind: Auch der Tanz ist eine sehr gute Entspannungs-Methode. Tanzen wirkt auf Körper und Seele und ist auch immer Ausdruck von Emotionen. So können Sie sich abreagieren oder im Wohlbefinden bewegen. Gehen Sie mal wieder tanzen oder tanzen Sie alleine für sich, das macht Spaß! Ich gehe abends nicht gerne raus, da ich gerne früh ins Bett hüpfe und früh aufstehe. Ich tanze gerne, wenn ich alleine bin. Auch beim wöchentlichen Hausputz kann man zu Guter-Laune Musik tanzen.

Tanzen entspannt und macht schön!

Schlafen Sie gut

Unser Schlaf sollte Entspannung pur sein. Wer zu wenig schläft, neigt zu Übergewicht. Nicht nur, weil man in der schlaflosen Zeit in der Nacht an den Kühlschrank geht. Schlaflosigkeit verlangsamt auch den Stoffwechsel und man verbraucht deshalb weniger Kalorien.

Ein gesunder Schlaf ist extrem wichtig zur Regeneration von Körper und Geist. Wer schön sein möchte, braucht seinen "Schönheitsschlaf". 6-8 Stunden sind ideal.

Wie lange schlafen Sie? Ich stehe um 7 Uhr morgens auf und brauche 8 Std. Schlaf, sollte deshalb um 23 Uhr einschlafen.

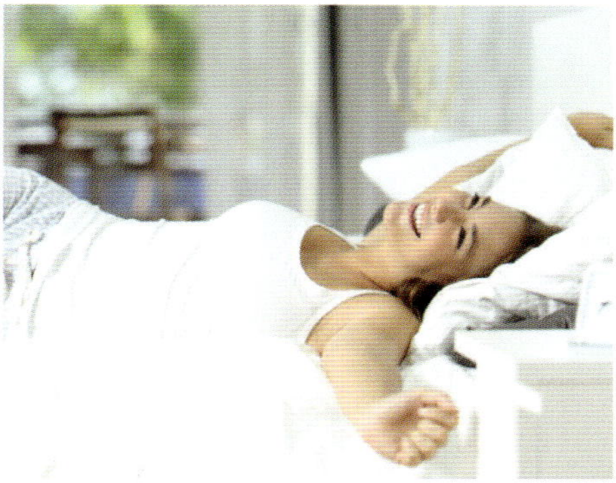

Also gehe ich im optimalen Fall um 22:30 ins Bett und lese dann noch eine halbe Stunde. Überlegen Sie sich mal theoretisch, wie Ihre optimalen Schlaf-Zeiten sind. Planen Sie Ihren Schlaf genauso wie Ihren Tag. Ein permanentes Schlafdefizit tut nicht gut, ebenso ein unruhiger unterbrochener Schlaf.

Nun sind ja alle Tricks zum Ein- und Durchschlafen bekannt. Ich kann von mir sagen, dass ich am besten ohne Alkohol schlafe. Denken Sie daran, Alkohol ist ein Nervengift! Viele Menschen können zwar nach einem Glas Wein besser einschlafen, sie wachen jedoch nach 2 Stunden wieder auf und kommen nie wirklich in eine Tiefschlaf-Phase. Das Gleiche passiert mir mit dem falschen Essen. Mir persönlich ging es nach Weißbrot und Süßigkeiten am schlechtesten. Ich habe dann einen aufgeblähten Bauch, wachte nachts auf und weiß überhaupt nicht, wohin ich mich drehen soll. Seit einigen Jahren esse ich nur noch in Ausnahmefällen Zucker und Weizen. Seither geht es mir prima, ich kann gut schlafen - und mein Bauch ist flach.

Mit dem richtigen Essen schlafen Sie mit Sicherheit besser. Sie fallen in einen tiefen erholsamen Schlaf, wobei sich Ihre

Körperzellen prima regenerieren und erneuern. Wenn Sie am Abend vollständig auf Kohlehydrate verzichten, baut Ihr Körper sogar Fett ab, im Schlaf!

Zum besseren Einschlafen besser nicht den Fernseher einschalten. Nicht nur eigene, auch fremde Geschichten wühlen auf und beschäftigen Sie, auch im Unterbewusstsein.

Am besten entspannen Sie am Abend bei einem Spaziergang an der frischen Luft, so sammeln Sie auch weitere Schritte für Ihr 10.000-Schritte-Konto. Machen Sie sich schöne Gedanken: was planen Sie mit Ihren Lieben, freuen Sie sich auf das Wochenende, denken Sie darüber nach, was heute besonders schön war und mit wem Sie gelacht haben.

Schlafen macht schön, am besten 7 bis 8 Stunden.

Lachen Sie

Wenn Sie viel lachen, sieht man es Ihnen an. Nicht nur an den Lachfältchen erkennt man einen freundlichen Mensch, es ist sein gesamter Ausdruck, falls Sie nicht zu viele kosmetische Eingriffe hinter sich haben.

Lachen ist gesund. Beim Lachen sind unglaublich viele Muskeln im Spiel. Das Anspannen und Entspannen der Muskulatur sorgt für eine gute Durchblutung der

Gesichtshaut. Nährstoffe werden in die Zellen transportiert. Sie nehmen auch vermehrt Sauerstoff auf, und anschließend fühlen Sie sich rundum glücklich.

Mit Humor, vor allem, wenn Sie auch über sich selbst lachen können, nehmen Sie das Leben leichter und es gelingt Ihnen mehr. Sie sind weniger anfällig für Angriffe und Feindseligkeiten von außen. Ihren Gegnern nehmen Sie damit den Wind aus den Segeln und schaffen auf diese Art für sich und Ihr Umfeld neue Perspektiven.

Lachen macht schön,
sofern Sie ein paar Lachfältchen nicht stören.

Gehen Sie ins Wasser

Wasser ist mit das entspannenste Element, das wir kennen. Wir kommen schließlich aus dem Wasser. Vorgeburtlich genauso wie vorgeschichtlich. Im warmen Wasser fühlen wir uns geborgen und aufgehoben wie zu Beginn unseres Lebens.

Was gibt es schöneres als den schwebenden Zustand unseres Körpers im warmen Wasser! Hier spielt es keine Rolle, ob wir ein paar Kilos zu viel auf die Waage bringen. Das Wasser trägt das Gewicht, umspielt, umschmeichelt und wärmt uns. Gehen Sie schwimmen, in eine Therme etwa. Oder nehmen Sie einfach ein warmes Bad!

Wasser als Massage

Wasser massiert Sie auch beim Schwimmen. Es wirkt wie eine feine Lymph-Massage, da es Ihren ganzen Körper umspült und ihn sanft streichelt.

Kennen Sie die Wasserstrahlen in einem Wirlpool? Das können Sie in ihrer Wanne auch mit dem Duschkopf haben. Dazu brauchen Sie sich nur einen Duschkopf mit verstellbarem Strahl zu kaufen. Beim Massieren darauf achten, dass Sie immer zum Herz hin massieren, also vom Fuß zum Körper und von der Hand zur Schulter. Das tut gut, genießen Sie es.

Wellness zu Hause

Gönnen Sie sich doch mal einen Wellness-Tag zu Hause. Planen Sie diesen Tag. Nehmen Sie sich frei. Stellen Sie den Fernseher, den Computer und das Telefon ab. Sorgen Sie für ruhige Musik, angenehmes Licht und einen schönen Duft in der Wohnung. Bereiten Sie einen leichten Salat oder eine wärmende Suppe zu, je nach Jahreszeit. Trinken Sie dazu Ihren Lieblings-Kräuter-Tee.

Ein warmes Bad ist für mich Entspannung pur. Schöne Musik dazu, einen Tee oder noch ein gutes Buch?

Ich liebe es, dann eine gute Duftkerze zu entzünden und anschließend ein gutes Körper-Öl, am liebsten in dem Aroma Orange oder Rose, auf die noch feuchte Haut aufzutragen. Sie werden schlafen wie ein Baby, das kann ich versprechen.

Lassen Sie sich die Zeit nicht stehlen

Wie oft denke ich, dass ich zu wenig Zeit habe? Ehrlich, wann vergeht die Zeit unbemerkt am schnellsten? Sie vergeht, wenn man einfach nur konsumiert und nichts selbst erlebt. Wenn man Fernsehen schaut, wenn man im Internet surft, sich verliert beim Shopping und zu allem Überfluss auch noch Geld für überflüssige Dinge ausgibt.

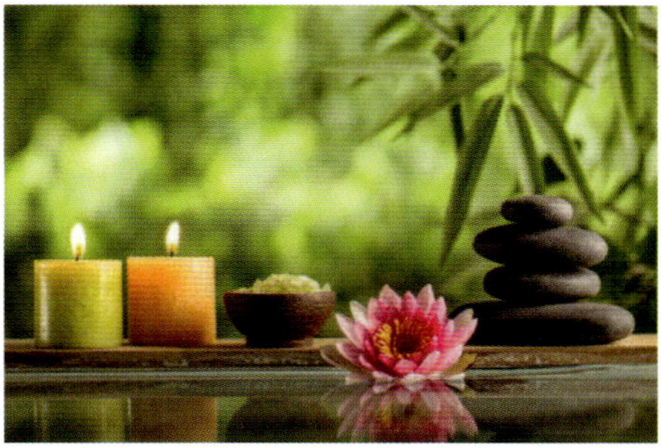

Sparen Sie an dieser Zeit und nutzen Sie die Zeit für sich. Gehen Sie raus, machen Sie Sport! Oder treffen Sie sich mit Freunden zu einem Spaziergang. Diese Zeit ist intensiv und befriedigend genutzt. Verbannen Sie die Zeitdiebe aus Ihrem Leben. Dazu gehören auch Menschen, die Sie permanent nach unten ziehen und versuchen, ihren ganz Müll auf Ihnen abzuladen.

Gelassene Menschen ohne Eile sind schön.

Entrümpeln macht frei

Befreien Sie sich nicht nur von Menschen, die Sie runter ziehen, vom Fernsehen und vom Internet, befreien Sie sich auch von Dingen. Entrümpeln macht frei, materiell und mental. Fühlen Sie sich manchmal überfordert und wissen nicht, wie Sie eine Sache anfangen oder fertig bringen sollen? Das kann an Unordnung und fehlender Organisation liegen. Ich spreche jetzt von mir, vielleicht erkennt sich der ein oder andere von Ihnen hier wieder.

Mein Leben ist voll von Gedanken, Ideen und Vorhaben, meiner Kreativität setze ich keine Grenzen. Deshalb kann ich auch alles gebrauchen. Ich sammle Leinwände, Stoffe, Farben, interessante Artikel, Erinnerungen auf Fotos, in Briefen, Blumentöpfe, alte Fenster, auch zwei alte Holzkandelaber aus einer Kirche, weil ich sie noch mal restaurieren und verkaufen könnte..... Sie können sich denken, dass mein Sammeln dann auch im Computer die Fortsetzung findet: Dateien mit Links zu interessanten Themen, Links zu Youtube Vorträgen von Professoren der Hirnforschung und alles, was mich interessiert. Jetzt langweile ich Sie nicht weiter - ich bin zeitweise sehr voll von Dingen und Gedanken.

Was brauche ich wirklich? Kann ich mir nicht alles wieder beschaffen, wenn ich es wirklich benötige? Müllt diese Menge an Dingen und Informationen uns alle nicht total zu? Bin ich nicht schon längst ein Messi, auch wenn alles sauber und ordentlich in Regalen und Ordnern liegt?

Manchmal überkommt es mich, dann räume ich auf und schmeiße weg. Ist das schön!!! Das Gefühl beflügelt richtig. Wenn ich mich von Dingen befreie, weiß ich, es befreit auch mein Gehirn. Als ob all der Kram auch einen Platz in meinem Kopf beansprucht. Es geht mir nach dem Ausmisten alles so viel leichter von der Hand, meine Gedanken strukturieren sich und Lösungen tauchen wie aus dem Nichts auf. Versuchen Sie es mal: Machen Sie sich frei!

Mit minimalem Gepäck reisen

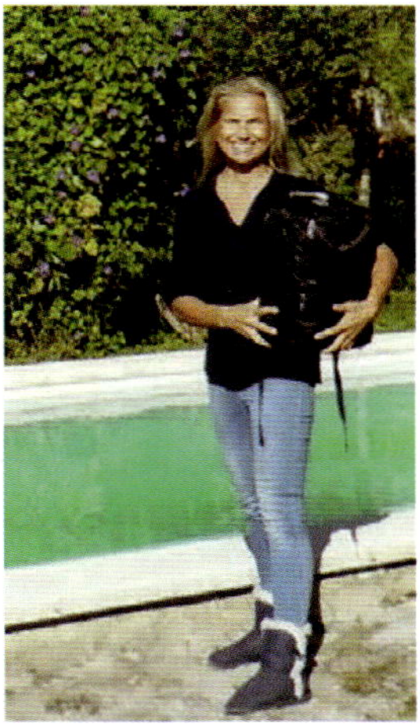

Ich liebe es, mit minimalem Gepäck zu reisen. Ich habe es tatsächlich schon geschafft, mit einem kleinen schicken Rucksack eine Woche auf Geschäftsreise zu gehen oder 2 Wochen in den Urlaub zu fliegen. Dafür braucht es eine gute Vorbereitung. Ich überlege sehr genau, wann ich was anziehe, nehme nur kombinierbare Kleidung mit und trage während des Flugs die dickste Jacke und die platzintensivsten Schuhe. Alles andere packe ich in Plastiktüten mit Zipp-Verschluss und drücke die Luft aus der Tüte. Leicht zu reisen entspannt unglaublich. Ich habe jederzeit die Hände frei, muss an keinem Gepäckband anstehen und auf einen Koffer warten, der dann spät oder überhaupt nicht kommt. Unterwegs muss ich mir keine Gedanken mehr machen, was ich anziehe. Das ist für mich ein tolles Gefühl von Freiheit und lässt mich wirklich entspannt reisen.

Urlaub, aber richtig

Wenn Sie einen Urlaub planen, denken Sie vorher gründlich nach. Zu viele Paare streiten sich im Urlaub. Ursache sind oft die unterschiedlichen Bedürfnisse. Das kenne ich aus eigener Erfahrung mit meinem Mann. Fahren wir gemeinsam jemanden besuchen oder haben wir einen gemeinsamen Sport, wie das Skifahren, geht alles gut. Wenn eine Reise perfekt organisiert ist, es einen relativ festen Plan gibt, zum Beispiel wann und wo Besichtigungen stattfinden, ist es leicht, die Harmonie zu bewahren.

Uneinig waren wir uns zum Beispiel, als wir keinen genauen Plan hatten. Ich wollte alles besichtigen und konnte nicht genug Input bekommen. Mein Mann dagegen liebte und liebt es, sich mit einem guten Buch zurückzuziehen.
Dieser Urlaub verlief zwischenmenschlich nicht besonders gut...

Jetzt wissen wir, dass nur ein Urlaub mit einem gemeinsamen Programm oder genügend Freiräumen uns beiden gut tut. Wir haben auch kein Problem, mal getrennt zu verreisen, um unterschiedliche Interessen wahrzunehmen.

Sorgen Sie für Stressabbau

Stress kann auch den Stoffwechsel negativ beeinflussen. Es ist einfach, immer alles auf Stress zu schieben. Stress ist ja kein fester Faktor, den wir nach Belieben an- und ausknipsen können. Stress ist ein Ergebnis aus vielen Faktoren. Also ergründen Sie, woher Ihr Stress kommt? Was können Sie dagegen tun? Können Sie Ihre Situation verändern? Wenn nicht, dann müssen Sie sich mit ihr arrangieren, aber für einen Ausgleich sorgen. Spazieren gehen, sich mit Freunden verabreden, Yoga, meditieren und sich mal eine Auszeit nehmen, um Ihre Akkus aufzuladen. Denn mit leeren Akkus geht irgendwann überhaupt nichts mehr.

In jeder Situation haben Sie immer nur 2 Möglichkeiten:

Sie können die Situation ändern oder nicht.
Wenn Sie sie ändern können, dann tun Sie es.
Wenn Sie sie nicht ändern können,
dann akzeptieren Sie die Situation und leben mit ihr.

Das zu wissen und zu akzeptieren beruhigt und macht Sie zu einem entspannten Menschen.

Nehmen Sie sich Zeit

Stress, Überlastung und drohender Burnout? Es gibt viele Gründe. Nehmen Sie sich deshalb täglich 20 Minuten Auszeit ohne Ablenkung wie Fernsehen oder Computer. Sie denken, Sie haben keine Zeit dafür? Keine 20 Minuten, um Kraft und Energie zu tanken, um danach besser und effektiver voran zu kommen? Längst ist wissenschaftlich erwiesen, dass Sie mit Hilfe von mentalen Übungen nicht

nur Ihre Befindlichkeit, sondern auch die Sicht auf Menschen, Dinge und Situationen verändern können.
Diese 20 Minuten holen Sie mit Konzentration und Effektivität sehr schnell wieder auf. Meditation ist die perfekte Form, sich von innen neu zu sortieren, sich zu beruhigen und sich damit zu stärken und zu konzentrieren.

Wenn Ihnen Meditation für den Anfang zu schwierig erscheint oder Sie immer noch glauben, es handele sich um eine esoterische Angelegenheit mit Räucherstäbchen und Tüchern um die Hüfte, dann beginnen Sie doch einfach mit einer kleinen täglichen Auszeit. Suchen Sie sich einen Ort, an dem Sie ungestört sind. Das kann eine Ecke in Ihrer Wohnung oder im Garten sein. Auch ein Park in einer Stadt ist super, ebenso ein schöner Platz am Waldrand. Dort setzen Sie sich aufrecht hin.

Eine gerade Körperhaltung ist immer wichtig, da Sie nur so entspannen können. Sind Sie gebeugt, können Sie nicht durchatmen. Ihre Körperhaltung ist auch immer ein Spiegel Ihrer seelischen Verfassung. Sie werden merken, dass Sie sich sofort selbstbewusster, freier, größer, schlanker und stärker fühlen, wenn sie aufrecht gehen oder sitzen. Sollten Sie mit dem gerade Sitzen oder Stehen Probleme haben, dann legen Sie sich flach ausgestreckt auf den Rücken. In dieser Position können sie auch tief atmen und entspannen.

Sie entspannen durch eine langsame, tiefe Atmung. Beobachten Sie Ihre Atmung: Wie sich Ihre Lungen füllen, wie sich Ihr Brustkorb weitet und wie die Luft aus Ihrer Lunge wieder ausströmt, bis sie wirklich leer scheint.

Genießen Sie die Ruhe.

Wenn Sie es nicht schaffen, Ihr Gedanken-Karussell anzuhalten, können Sie auch etwas beobachten. Beobachten Sie, wie die Wolken ziehen, wie sie dabei die Form verändern. Beobachten Sie, wie sich ein Blatt im Wind bewegt, wie Regentropfen an der Fensterscheibe hinab laufen oder die Wellen an den Strand schlagen. Vollkommen egal! Kommen Sie zur Ruhe, sitzen oder stehen Sie aufrecht, und atmen Sie langsam und tief. Ein und aus. Ein und aus.

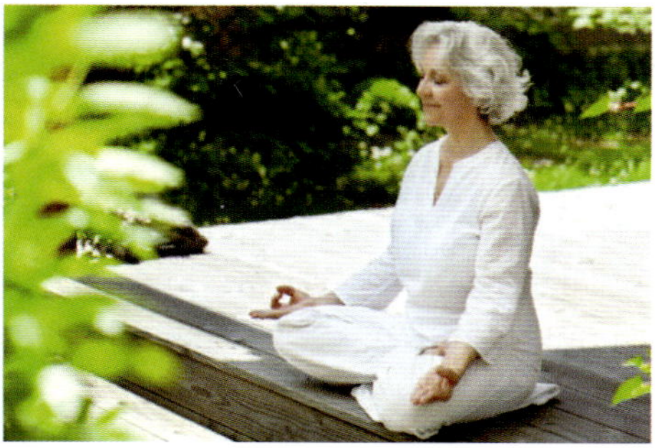

Diese Auszeit oder Meditation, egal, wie man es nennt, schafft Bewusstsein. Zu viele Dinge in unserem Leben laufen automatisch ab, wir nehmen sie nicht wahr. Lernen wir, durch Meditation zu neuem Bewusstsein zu kommen, so lernen wir, uns von eingefahrenen Verhaltensweisen und Denkmustern zu trennen. Dadurch haben wir die Chance, unsere Emotionen zum Positiven zu ändern.

Wir können uns durch Bewusstwerdung von negativen Emotionen und Ängsten trennen, von Emotionen wie Neid und Eifersucht, von Ängsten wie Versagens- und Verlustangst. Das hilft ungemein. Ohne diese Emotionen sind wir entspannter, selbstsicherer und können die Aufgaben des Alltags viel besser bewältigen.

Und wir werden zu besseren Mitmenschen. Wir werden sympathischer und beliebter, weil wir ausgeglichener sind. Seien Sie geduldig mit sich selbst und mit Ihrem Umfeld.

Mein Fazit: Wenn man es schafft, durch täglich 20 Minuten Auszeit sein Bewusstsein zu erweitern, dadurch seine Emotionen zu steuern und seine Konzentrationsfähigkeit zu steigern, ist man gut vor Burnout, Stress und Überbelastung geschützt.

Das Gehen bietet beides. Gehen Sie schnell als Workout, gehen Sie langsam zur Erholung. Aber auch Regenerationsphasen sind wichtig, deshalb entspannen Sie sich auch mal zwischendurch.

Beginnen Sie heute

Planen Sie Ihre Freizeit. Nehmen Sie die Gestaltung Ihrer Freizeit genauso wichtig wie Ihre geschäftlichen Termine. Entspannen können Sie sich überall. Gehen Sie raus an die frische Luft. Schalten Sie ab, beobachten Sie Bäume, Wolken oder ein Blatt, das auf einem Fluss treibt. Sie können gleich heute anfangen. Sogar: Jetzt.

Entspannung kann man lernen. Mit kleinen Übungen zwischendurch tritt man im Alltag Stresssituationen gelassener gegenüber und beugt somit dem Burnout vor.

Ich bin für Sie da

Mein **Natürlich-Schön-Programm** lässt sich überall und jederzeit umsetzen. Wir können einen gesünderen Lebensstil in jeden Alltag einbauen, wenn wir nur wollen.

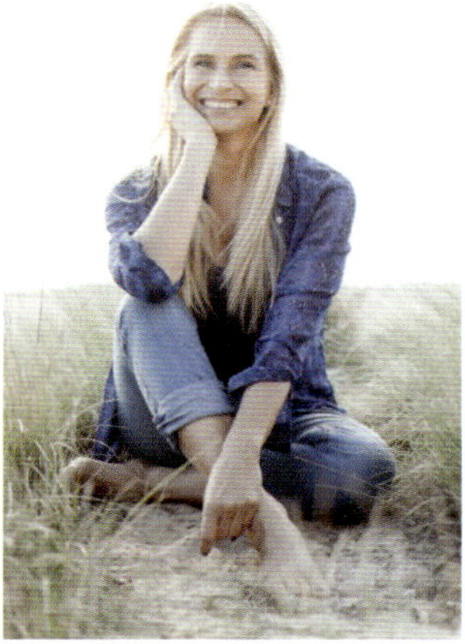

Es liegt allein an Ihnen, was Ihnen Ihr Genuss am Leben, Ihr Körper und ihr Geist Wert sind. Jeder kann etwas für sich tun, um sich wohler zu fühlen. Viele von Ihnen wollen vielleicht abnehmen, andere wollen nur etwas für ihre Fitness oder ihre Gesundheit tun.

Im folgenden Kapitel geht es um das Thema, „Natürlich Schön" Geheimnis Körperpflege.

Am Ende des Buches finden Sie einige Rezepte und Übungen. Auf meiner Webseite www.prinzessin-stolberg.com finden Sie einen Link zum Coaching und zu Terminen. Ich bin für Sie da.

Machen Sie jede Reise zu einer Reise zu sich selbst.
Nur wer sich selbst liebt, kann auch andere lieben.

5. Geheimnis Körperpflege

Ich fasse mal ganz kurz die letzten 4 Kapitel zusammen. Zunächst habe ich den Begriff Schönheit definiert. Unter Schönheit, vor allem der alterslosen Schönheit, verstehe ich eine innere und zugleich äußere Schönheit.

Dabei wird die innere Schönheit nach außen getragen. Dazu gehört nicht nur die richtige Lebenseinstellung, sondern auch die richtige Ernährung, denn die versorgt unseren Körper. Dazu gehört auch tägliche Bewegung. Die kann ganz moderat sein, Hauptsache, Sie bewegen sich täglich. Im 4. Kapitel ging es um Schönheit durch Entspannung: Entspannung des Körpers, - der Muskulatur - ebenso wie Entspannung des Geistes, also der Seele. Entspannung baut Stress ab, körperlich wie seelisch.

Ein gepflegter Körper ist immer schön

Egal, wie alt Sie sind, egal wie dick oder wie dünn, egal wie groß oder klein - ein gepflegter Mensch ist ein schöner Mensch. Unreine, unsaubere Haut oder spröde Haare sehen nicht nur unschön aus, sie sind oft auch ein Anzeichen von schlechter Ernährung und einem ungesunden Lebenswandel.

Bei einem gepflegten Äußeren stören dagegen weder ein paar Falten noch ein paar Pfunde zu viel.

Pflege ist keine rein äußere Angelegenheit

Wir halten Schönheit ja in der Regel für eine Äußerlichkeit. Das Attribut Schönheit ordnen wir der Jugend zu: Eine glatte, faltenfreie Haut, glänzendes Haar und eine schlanke Figur. Logisch, dass wir versuchen, diese Schönheitsideale so lange wie möglich zu erhalten.

Das tue ich auch, und wer nicht von diesem Schönheitsideal beeinflusst ist, der sagt wahrscheinlich nicht die Wahrheit. Allein die Medien reden uns permanent ein, wir müssten jung, schlank und faltenfrei sein. Und nicht zu vergessen, eine riesige Branche lebt davon! Es gibt eine unendlich große Auswahl an Kosmetik-Produkten, darunter richtig gute Produkte mit effektiven Wirkstoffen. Trotzdem ist die Kosmetik nur zu einem kleinen Teil für unser Aussehen verantwortlich.

Wahre Schönheit kommt eben doch von innen. Die Körperpflege auch. Pflegen bedeutet versorgen. Wir können unseren Körper immer nur bis zu einem bestimmten Maß von außen versorgen. Die Haupt-Versorgung, der größte Teil unserer Körperpflege passiert von innen: Es sind die Ernährung und unser mentaler Zustand.

Wie pflegen Sie ihren Körper? Mit guten Cremes und teurer Kosmetik? Sie denken, mehr könnten Sie nicht tun?

Unser Lebenswandel lässt unsere Haut altern

Natürlich wissen Sie, dass Nikotin und Alkohol alt, grau und hässlich machen. Die Sonne kann mit ihrer UV- Strahlung unwiederbringliche Schäden in unseren Hautzellen anrichten. All das ist bekannt, doch wie viel Rücksicht nehmen wir darauf? Wie viel sind uns unsere Gesundheit und unser Aussehen wirklich wert? Natürlich kann jeder mit seinem Körper machen, was er möchte, wir sollten uns nur bewusst sein, was wir tun.

Wir sind die Architekten unseres Körpers, sagte mir einmal ein 90 jähriger gut gelaunter Sportler. Wenn uns das Rauchen und der Alkohol so viel Lebensfreude bescheren, gehen wir das Risiko bewusst ein. Dagegen ist nichts zu sagen, nur schön reden und die Risiken verharmlosen, das ist nicht der richtige Weg.

Zucker und Weizenmehl lassen unsere Haut altern

Wissen Sie auch, dass Sie von Zucker und Weizenmehl nicht nur dick werden? Zucker und Weizenmehl schädigen unseren Körper, indem sie Mikroentzündungen verursachen, die das Elastin und das Kollagen unserer Haut angreifen. Kollagen und Elastin sind für die Spannkraft der Haut entscheidend.

Werden sie zerstört, wird die Haut weich und quabbelig. Weizenmehlprodukte fördern also nicht nur Entzündungen in den Organen und Gelenken, auch in den unteren Hautschichten, dort, wo die Körperpflege von innen passiert.

Durch Zucker können auch Altersflecken, Akne und andere Hautleiden entstehen. Diese Erkenntnisse sind nicht neu. Denken Sie daran, wenn Sie Zucker essen!

Wie wichtig ist Ihnen das Thema Schönheit?

Das Thema Schönheit ist nicht nur uns Frauen wichtig; auch immer mehr Männer legen Wert auf ihr Äußeres. Männer gehen immer häufiger in Fitnessclubs, zum Friseur oder sogar zum Schönheitschirurgen. Doch warum stressen sich Männer und Frauen wegen Haarausfall, einem Doppelkinn oder ein paar Lachfalten?

Liebe Frauen, liebe Männer, auch ein paar Kilo zu viel auf der Waage sind kein Grund, sich verrückt zu machen. Wenn Sie sich wegen Ihres Äußeren stressen, macht das auf jeden Fall nicht schön. Im Gegenteil: Freundliche Gelassenheit lässt Sie sympathisch und attraktiv auf Ihre Mitmenschen wirken.

Was gibt es Schöneres, als sich einen Tag lang bei Massagen und Bädern verwöhnen zu lasse? Nicht ohne Grund verbinden wir Körperpflege mit einer Auszeit in einer Wellness-Oase. Entspannung macht schön. Der Effekt dieser Körperpflege kommt von innen, direkt aus ihrer Seele.

Welche Kosmetik schadet Haut und Haaren?

Zunächst schadet alles, was zu viel und übertrieben ist. Zu viel duschen oder baden, tägliches Haare waschen, zu häufiges Peeling und ständiges Cremen. Gönnen Sie Ihrer Haut und Ihren Haaren auch mal etwas Ruhe und Zeit zu regenerieren und sich selbst zu helfen.

Warum wir folgende Inhaltsstoffe nicht wollen

Schauen Sie sich bitte mal genau an, womit Sie sich von außen pflegen. Achten Sie auf die Zusätze. Die Liste jener Inhaltsstoffe, die unserer Haut mehr schaden als nützen, ist leider sehr groß.

Mineralöle

Beginnen wir mit Mineralölen. Sie enthalten, nicht wie der Name vermuten lässt, gute Mineralien. Nein, es handelt sich um Öl, das aus Erdöl gewonnen wurde. Es ist nur ein billiger Ersatz für wertvolle Pflanzenöle.

Mineralöle haben den Vorteil, dass sie leicht zu verarbeiten sind, kein Verfallsdatum haben, weil sie nicht ranzig werden können, keine Allergien auslöst und sehr preiswert ist. Der Nachteil ist jedoch beachtlich: Mineralöl bleibt auf der Oberfläche der Haut liegen und bildet dort einen Film, den wir als weich bis klebrig wahrnehmen. Unter diesem Ölfilm passiert mit der Haut überhaupt nichts. Mineralöle sind nicht in der Lage, der Haut Feuchtigkeit zu spenden und Vitamine oder andere Wirkstoffe zu transportieren. Mineralöle tauchen unter unterschiedlichsten Namen auf: Mineral Oil, Petrolatum, Paraffinum Liquidum, Paraffinum Subliquidum, Cera Microcristallina, Microcrystalline Wax, Ozokerit, Ceresin, Vaseline uvm.

Aluminium

In letzter Zeit kam das Aluminiumchlorid in den Deos in die Kritik. Aluminiumchlorid wird in Deodorantien eingesetzt, um die Schweißbildung zu unterbinden. Aluminium steht im Verdacht, das Alzheimer- und das Brustkrebsrisiko zu erhöhen.

Silikone

Silikone sind für Haut und Haare nicht wirklich schädlich. Sie sind synthetische Stoffe, die besonders unsere Haare weich und glatt machen. Der Nachteil: Einige Silikone lassen sich nur schwer auswaschen. So beschwert es die Haare, die dadurch nicht mehr gut zu frisieren sind.

Auf der Haut hinterlassen Silikone einen Film, der glättet und vor Feuchtigkeitsverlust schützt. Allerdings enthalten Silikone, im Gegensatz zu natürlichen Pflanzenölen, wichtige Wirkstoffe für die Haut. Letztere müssen in jedem Fall zusätzlich in der Creme enthalten sein. Zuviel Silikon ist nicht gut. Ein wenig schadet wohl nicht und hat einen glättenden Effekt auf Haut und Haare. Immer häufiger werden mittlerweile auch Silikone eingesetzt, die besser auszuwaschen sind.

Parabene

Parabene sind synthetisch hergestellte Konservierungsstoffe in der Kosmetik. Ihr Nachteil: Parabene können über die Haut in den Körper gelangen und eventuell sogar den Hormonhaushalt beeinflussen. Alternativ können Cremes und Öle mit natürlichen Konservierungsstoffen wie etwa Vitamin E (Tocopherol) konserviert werden.

Formaldehyd

Formaldehyd ist ein Konservierungsstoff, auf den wir wirklich verzichten sollten. Er kommt leider meist versteckt in anderen Namen auf die Liste der Inhaltsstoffe. Formaldehyd kann in Shampoos, Haarfarbe, Nagellack und Selbstbräunern stecken. Formaldehyd trocknet nicht nur Haut und Haare aus, sondern vermag auch Zellen dauerhaft zu zerstören. Formaldehyd versteckt sich oft hinter den Bezeichnungen: Methanal, Methylaldehyd, Oxomethan und Formylhydrat.

Kollagen

Kollagene sind körpereigene Proteine im Bindegewebe unserer Haut, die für deren Festigkeit und Straffung verantwortlich sind. Werden nicht mehr ausreichend

Kollagene gebildet, lässt die Spannkraft nach, die Haut wird schlaff und faltig.

Leider lassen sich Kollagene von außen nicht in die Haut einschleusen. Auf der Haut dienen sie als Feuchtigkeitsspender, in ihrer Wirkung lassen sie die Haut frischer und glatter aussehen. Unter die Haut gespritzt kann man jedoch einen Lifting-Effekt, bzw. eine Aufpolsterung erzielen.

Gute Kosmetikprodukte

Es gibt wirklich sehr gute Kosmetik. Deshalb ist es wichtig, auf die Inhaltsstoffe zu achten. Nicht jede teure Creme ist automatisch gut. Allerdings ist es kaum möglich, eine sehr preiswerte Creme mit hochwertigen Inhaltsstoffen herzustellen.

Und kommen Sie bitte nicht auf die Idee, Kernseife zu benutzen. Das hört man häufig von naturliebenden Menschen. Aber Kernseife entzieht der Haut und dem Haar komplett alles natürliche Fett. Es macht das Haar trocken, was zu schnellerem Nachfetten führt, und die Haut ist ungeschützt und anfällig. Das können sie mit einer Creme oder einer Haarspülung nicht wieder gut machen.

Bitte benutzen Sie für Ihre Haut und Ihre Haare wirklich nur eine sehr milde Reinigung und das nicht zu oft, damit Sie deren natürlichen Schutzmantel nicht zerstören.

Die Haut

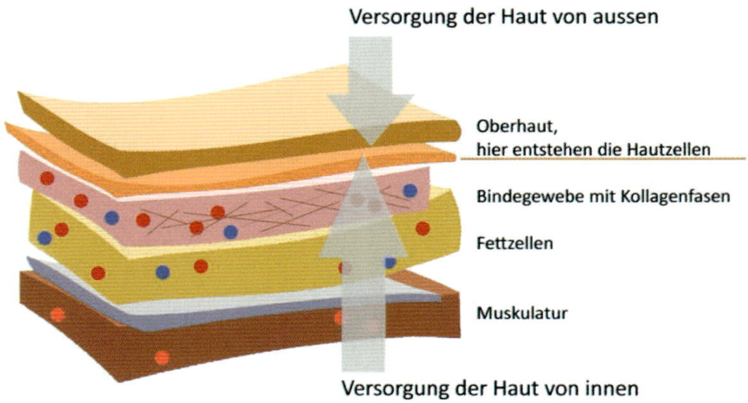

Die Haut ist unser größtes Sinnesorgan mit einer durchschnittlichen Oberfläche von 1,5 bis 2 m², wiegt bei normalem Körpergewicht ca 3-4 kg und ist dabei bis zu einem ½ cm dick. Die zuunterst liegende Fettschicht ist nicht eingerechnet. Unsere Haut muss versorgt, das heißt, gepflegt werden. Von innen und von außen. Wobei wir sie von außen eher schützen und von innen eher versorgen können.

Optimale Pflege, von innen und von außen

Achten Sie doch mal allein auf das Wort „Körperpflege". Sie denken jetzt an Cremes und Lotion? Stimmt, Sie können Ihren Körper von außen schützen.

Das ist genau genommen Haut-und Haarschutz von außen. Sie cremen Ihre Haut, Ihre Hände und Füße. Sie waschen die Haare und tragen Spülungen auf. Die Haut ist zwar unser größtes Organ, doch sie ist nur unsere Oberfläche. Den gesamten Körper und damit auch Haut und Haare kann man wirklich nur von innen pflegen!

Mit einer gesunden Ernährung und täglicher Bewegung an der frischen Luft betreiben Sie Körperpflege von innen. Sie versorgen Ihre Zellen mit den besten Nährstoffen und mit Sauerstoff. Das kann keine Kosmetik der Welt.

Und vergessen Sie Ihre Seele nicht! Auch sie braucht Pflege. Einige Streicheleinheiten, Entspannung, die Seele baumeln lassen, auch das gehört zur Körperpflege und macht schön.

In anderen Jahrhunderten und Kulturen

Körperpflege ist schon seit Menschengedenken ein Thema. Körperpflege wurde betrieben, um gesund zu bleiben, aber seit Urzeiten auch, um schön zu sein oder noch schöner zu werden. Im alten Rom gab es eine hochentwickelte Badekultur. Die Römer verfügten über beheizte Thermalbäder, die auch dem gesellschaftlichen Zusammenhalt dienten. Man traf sich im Thermalbad nicht nur zur Entspannung und Reinigung, dort wurden auch Informationen ausgetauscht und diskutiert. Noch heute gibt es diese Badekultur im türkischen Hamam, das ich sehr liebe. Was gibt es Schöneres als in warmes Wasser zu tauchen, eingeseift und massiert zu werden?

In Japan und auf Island badet man in heißen Quellen. In diesen Quellen kann man Körper und Geist treiben lassen und alles um sich herum vergessen. Das salzhaltige Wasser der Thermalquellen gleicht den Wasserhaushalt der Haut aus, beruhigt sie und entspannt den Geist. Ist das nicht wunderbar?

Vom Mittelalter bis ins 18. Jahrhundert dachten in Europa die Ärzte, dass Wasser und Luft dem Körper schade. Man glaubte, dass Verunreinigungen und Krankheiten durch Wasser und Luft über die Haut aufgenommen würden und bedeckte und schützte deshalb die Haut.

So unrecht hatten die Ärzte damit ja nicht, wenn das Wasser und die Luft stark verunreinigt waren. Besonders in den Städten war das Wasser stark mit Bakterien und Keimen durchsetzt. Daher wusch man sich trocken. Dazu rieben die Leute ihren Körper mit trockenen Tüchern ab und überpuderten sich mit Duftstoffen, um schlechte Gerüche zu vermeiden.

Den Luxus, täglich baden oder duschen zu können gibt es auch in Deutschland noch nicht so lange. Als ich noch klein war, hatten meine Großeltern zwar schon jede Menge sauberes Wasser, doch sein Erwärmen war mühsam. Da musste erst angefeuert werden, um das Badewasser in einem Tank zu erwärmen. Also wurde ganz klassisch am Samstag gebadet. Die restliche Woche wusch man sich mit einem Waschlappen, auch das ging sehr gut. Mit Hilfe des Waschbecken, einer Schüssel warmen Wassers und einem Waschlappen kann man tatsächlich perfekt waschen.

Ich habe das erlebt, als ich mit Mitte 20 für ein halbes Jahr mit einem Wohnmobil unterwegs war. Damals war meine älteste Tochter geboren, und wir gönnten uns diese Auszeit. Man konnte in der Nebensaison noch ohne Probleme wild campen, und so verbrachte ich eine meiner schönsten Zeiten in meinem Leben. Wir blieben, wo es uns gefiel und hatten immer unser „Häuschen“ in Form des Wohnmobils dabei. Es war einfach ausgebaut, und um Platz zu sparen verzichteten wir auf eine Dusche. Allerdings nicht auf Körperhygiene! Und deshalb weiß ich, Körperpflege wie unsere Urgroßeltern oder wie sie immer noch in vielen Teilen der Erde üblich ist, ist mit einer Schüssel warmen Wassers überhaupt kein Problem. Meiner neugeborenen Tochter Lena fehlte es an nichts, auch nicht an Hygiene.

Übertriebene Körperpflege

Heute haben wir sauberes und warmes Wasser zum Baden und Duschen. Wir können so oft duschen, wie wir wollen. Das ist nicht immer gut für unsere Haut. Mit zu häufigem Duschen oder Baden mit zu vielen Dusch- und Badezusätzen zerstören wir die Schutzfunktion unserer Haut.

Wir nehmen der Haut ihre natürliche Schutzschicht. Kein Wunder, dass sie dann austrocknet, spröde und rissig wird. Das führt zu vorzeitiger Faltenbildung. Außerdem wird die Haut durch feine Risse anfällig für leicht eindringende Keime und Bakterien. Das kann Probleme verursachen. Natürlich kann man anschließend mit Feuchtigkeit-Cremes arbeiten, doch wozu erst zerstören, um dann wieder aufzubauen?

Das gleiche gilt für ein zu häufiges Peeling. Die Haut braucht ungefähr 28 Tage, um sich von den Zellen her neu aufzubauen und zu regenerieren. Diese Zeit müssen wir ihr auch lassen, sonst wird sie einfach zu dünn und zu empfindlich.

Wie viel Kosmetik brauchen wir wirklich?

Eine optimale Pflege bedeutet: Nicht zu viel und nicht zu wenig. Klar, wir wollen gut aussehen, auch deshalb müssen wir mit unserer Haut sehr behutsam umgehen.

Dazu schützen wir sie:

- Mit Sonnencreme und Schatten gegen Sonne
- Mit Feuchtigkeits-Cremes und natürlichen Ölen gegen das Austrocknen
- Mit natürlichen Ölen für die Schutzschicht
- Mit Wirkstoffen, die unsere Haut bedingt auch von außen nähren

Und wir verschönern uns:

- mit einer Grundierung im Gesicht gegen Unregelmäßigkeiten
- mit Rouge für einen gesunden Ausdruck
- mit dekorativer Kosmetik auf Augen, Mund, Nägeln und Haaren für ein frisches Aussehen.

Für die Haare gilt auch, je weniger, desto besser:

- Haarwäsche
- Konditionier
- Farben

Kennen Sie noch Ihre eigene Haarfarbe? Färben Sie nur, wenn es notwendig ist. Lassen Sie lieber Strähnen machen, falls es unbedingt sein muss. Dann kommt nicht zu oft die giftige Chemie auf den Kopf, und Sie haben keinen Ärger mit dem hässlichen Ansatz.

Gesundes und glänzendes Haar macht Sie gutaussehend. Also strapazieren Sie es nicht unnötig und versuchen Sie doch mal, es so wenig wie möglich mit Shampoo zu waschen. Waschen Sie Ihre Haare doch mal einfach nur mit Wasser. Benutzen Sie nicht bei jeder Dusche Shampoo und Seife. Am Körper reicht ein wenig Duschgel an den notwendigsten Stellen oft vollkommen aus.

Fürsorge und Versorgung ihren Körpers

Pflege bedeutet Fürsorge und Versorgung. Körperpflege bedeutet demnach: Sie sorgen und versorgen Ihren Körper. Das tun wir von innen und von außen, nicht nur für unsere Gesundheit, auch wenn es um unsere Schönheit geht. Körperpflege von außen ist dabei der kleinere Teil. Körperpflege von innen hat eindeutig den größeren Anteil. Mit gesunder Ernährung, Bewegung und einem guten Stoffwechsel betreiben sie eine optimale Körperpflege.

Aktivieren Sie Ihren inneren Schönheitschirurgen

Schönheit kommt von innen. Damit ist ja meist die Ausstrahlung gemeint. Ausstrahlung lässt Sie schön erscheinen. Aber auch Ihre äußere Schönheit wird von innen genährt oder besser ernährt. Dafür sind ein gut funktionierender Stoffwechsel, saubere Blutgefäße und die richtige Ernährung elementar. Aus diesem Grund ist die Körperpflege von innen die allerwichtigste.

Unsere Zellen erneuern sich etwa alle 28 Tage. In dieser Zeit haben wir die Chance, unser Hautbild nachhaltig zu verbessern. Wir verbessern unser Hautbild durch Körperpflege von innen.

Wie funktioniert die Körperpflege von innen?

In erster Linie durch eine ideale Versorgung an:

- frischer Luft
- Wasser
- Nährstoffen
- Bewegung

Frische Luft

Sport oder Spaziergänge an der frischen Luft versorgen unseren Körper mit Sauerstoff. Tatsächlich kann unsere Haut den Sauerstoff auch direkt von außen aufnehmen, doch zu 90 % nährt der Sauerstoff aus dem Blut unsere Zellen. Sauerstoff wird für den Zellstoffwechsel gebraucht. Fehlt Sauerstoff, werden die Zellen unterversorgt. Graue, fahle Haut sind die äußeren Zeichen von Sauerstoffmangel. Frische Luft macht also nicht nur einen rosigen Teint; wenn der Zellstoffwechsel optimal funktioniert, wird Energie verbraucht, und wir fühlen uns rundum wohl.

Raucher nehmen eine fahle Haut und eine schlechte Sauerstoffversorgung mit allen Folgen in Kauf. Niemand muss rauchen, auch wenn es eine Sucht ist und es sehr schwer sein kann, davon los zu kommen. Aber es geht. Ich habe es vor bereits 18 Jahren geschafft, und die meisten meiner Freunde und Familienmitglieder auch. Fragen Sie sich, was Sie wirklich wollen.

Das so wichtige Vitamin D wird mit Hilfe von Sonnenlicht gebildet. Sie müssen sich ja nicht direkt dem Sonnenlicht aussetzen. Täglicher Aufenthalt im Freien hilft der Bildung von Vitamin D, das nicht nur unsere Knochen stabilisiert, es hilft auch gegen Depressionen. Nehmen Sie notfalls Vitamin-D Tabletten. Mein Frauenarzt empfiehlt das ab den Wechseljahren.

Wasser als Lebenselixier für den Körper

Mindestens 2 Liter Wasser sollten wir unserem Körper gönnen. Warum? Wasser ist unser elementarstes Lebensmittel. Jede unserer Zellen, alles in und an unserem Körper besteht aus Wasser. Insgesamt sind es bis zu 70

Prozent unseres Körpergewichts. Somit ist das Wasser entscheidend für eine gesunde straffe Haut!
Wasser sorgt genau wie Sauerstoff für gesunde Zellen im gesamten Körper. Wasser ist unser Lebenselixier, ohne Wasser können wir bei Hitze nur wenige Stunden, im Normalfall 2-3 Tage überleben.

Natürlich können wir für unsere Haut auch von außen einiges für die Feuchtigkeit tun. Doch die Wasserversorgung unseres Körpers geschieht von innen, auch die Wasserversorgung unserer Hautzellen. Unser Blut, unsere Verdauung, unsere Organe, die Muskulatur und einfach jede Zelle brauchen permanent Wasser.

Trinken Sie zu wenig Wasser, wird nicht nur der Darm träge. Unser Blut wird dicker, transportiert weniger Sauerstoff ins Gehirn und weniger Nährstoffe in jede einzelne Zelle. Abfallprodukte können nicht transportiert und ausgeschieden werden. Resultat: Unsere Haut wird müde, grau, anfällig für Schäden aller Art - und wir sehen frühzeitig alt aus.

Wir brauchen also ausreichend Wasser für unseren Körper genauso dringend wie den Sauerstoff zum Atmen. Wasser hilft auch beim Abnehmen, weil es vor allem den Stoffwechsel anregt. Ihre Verdauung funktioniert besser, Ihr Blut wird dünner und damit transportfähiger. Nährstoffe können besser transportiert und Abfallstoffe besser entsorgt werden.

Was passiert bei Wassermangel?

Ohne Wasser vergiftet sich der Körper von innen, und der Kreislauf versagt. Bei Wassermangel können Giftstoffe nicht abtransportiert und von den Nieren nicht ausgeschieden werden. Deshalb gehört zu einer Entgiftung vor allem, sehr viel Wasser zu trinken. Gemüse und Obstsäfte dienen der Nährstoffaufnahme, doch nur das Wasser transportiert alle Stoffe zu den Zellen, und nur das Wasser kann sie auch wieder entsorgen. So wie ein Abfluss. Wenn Sie ausschließlich feste Bestandteile in den Ausguss kippen, wird er zwangsläufig verstopfen. Erst mit Wasser läuft das Ganze.

Bei Wassermangel können auch das Herz und alle anderen Organe nicht richtig arbeiten, die Muskulatur kann zu schmerzen beginnen und bringt keine Leistung mehr. Jede einzelne Zelle bleibt dann unterversorgt, was auch zu trockener, faltiger Haut, roten Augen und trockenen Schleimhäuten führt. Zirka 2 Liter Wasser sollten für jeden Erwachsenen ein Minimum sein. Dabei sollten Sie auf Zucker, Koffein und Alkohol in Ihren Getränken verzichten. Es bleiben viele köstliche und erfrischende Getränke, die es Ihnen leicht machen sollten. Haben Sie schon einmal selbst aromatisiertes Wasser probiert? Im Anhang finden Sie ein paar Ideen.

Wasser von innen und von außen ist das einfachste, preiswerteste und effektivste Mittel zur Schönheitspflege. Im Spiegel können Sie es an Ihrer Haut sehen. Die beste Kosmetik ist nutzlos, wenn Sie zu wenig trinken.

Die Nährstoffe

Wichtigste Nährstoffe für die Haut bekommen wir aus unserer Ernährung und nicht aus einer teuren Creme. Welche Lebensmittel wirklich schön machen, das können sie im 2. Kapitel lesen. Das habe ich dort ausführlich beschrieben.

Werden Sie kreativ, hängen Sie sich eine Liste gesunder Lebensmittel in die Küche, kaufen Sie nur diese ein und probieren Sie aus, was Ihnen wirklich schmeckt. Schön machen auf jeden Fall alle Mikronährstoffe. Das sind Vitamine, Mineralien, Enzyme und Antioxidantien. Antioxidantien haben große Bedeutung im Zellschutz. Sie verhindern oxidativen Stress, der als mitverantwortlich für den Alterungsprozess gilt. Genießen Sie Ihre köstlichen Ideen aus gesunden Rohstoffen, dann sehen Sie das Ergebnis im Spiegel.

Das alles macht nicht nur schön, es macht auch das Herz-Kreislauf System und unsere Organe gesund und fit.

Körperpflege von Kopf bis Fuß: Schöne Füße

Schöne Füße sind für mich kein reines Sommer-Thema. Natürlich möchten wir gerade im Sommer, wenn wir in Sandalen und Flipflops unterwegs sind und jeder unsere Füße sehen kann, dass sie besonders schön und gepflegt aussehen. Das Thema „schöne Füße“ sollte uns das ganze Jahr über beschäftigen.

Die Füße tragen uns, sie erden uns, und wenn es den Füßen gut geht, fühlen wir uns rundum glücklicher und zufriedener. Leider vergessen viele ihre Füße, weil sie so weit weg sind. Dazu kommt, dass sie meistens in Schuhen und Socken versteckt sind, man nimmt sie kaum wahr.

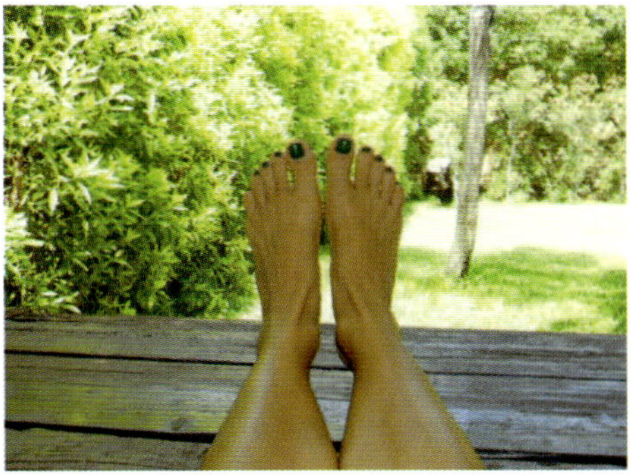

Deshalb fangen Sie damit an, sie auszupacken! Schenken Sie Ihren Füßen erst einmal Licht und Luft, dann Bewegung und Pflege. Es gibt kaum etwas Schöneres, als barfuß zu sein. Nutzen Sie jede Gelegenheit: Zu Hause, im Garten oder Park, im Urlaub oder vielleicht auch im Büro? Ist es möglich, unter dem Schreibtisch die Schuhe auszuziehen? Dann tun Sie es! Fast unbemerkt beginnt man automatisch die Füße zu bewegen, sich mal auf die Ferse zu stellen, mal auf den Ballen, mit den Zehen zu greifen, und schon festigt man seine Fußmuskulatur und stabilisiert die Bänder. Übungen für eine verbesserte Fußmuskulatur finden Sie im Anhang.

Leider hat man in den vergangenen Jahrzehnten die Füße der Kleinkinder sofort in Schuhe mit einem festen Fußbett gesteckt. Ein gutes stabiles Fußbett ist bei Kinderschuhen wichtig, hieß es immer. Dabei wäre es so viel besser gewesen, die Kinderfüße barfuß, in Socken oder in Schuhen mit dünnen flexiblen Sohlen laufen zu lassen. So hatten sie kaum eine Chance eine gute Muskulatur zu entwickeln. Als hätte man den Körper im Korsett, um eine aufrechte Haltung einzunehmen! Ohne feste Rumpfmuskulatur bekommen wir schnell Rückenprobleme und nehmen eine schlechte Körperhaltung ein. Genauso geht es unseren Füßen. Wir müssen die Fußmuskulatur trainieren, wenn wir in jedem Alter gesunde und schöne Füße haben möchten.

Fangen Sie an, sich um Ihre Füße zu kümmern. Ein lauwarmes Fußbad mit einer milden ph-neutralen Waschlotion weicht die Hornhaut auf, (falls Sie welche haben). Jetzt können Sie sie vorsichtig mit einem Bimsstein abrubbeln und die Füße mit einer Hand-oder Fußcreme massieren. Ich nehme ein natürliches Rosmarinöl. Rosmarinöl ist durchblutungsfördernd und hat einen schönen natürlichen Duft.

Mein persönlicher Tipp sind sogenannte Barfuß-Schuhe für die Freizeit. Wann immer ich nicht barfuß gehen kann, weil der Untergrund zu scharfkantig, zu heiß, zu kalt oder zu schmutzig ist, gehe ich mit solchen Schuhen sogar in den Bergen. Ich liebe es, und meine Füße sind immer sehr gut trainiert. Ich habe keine Hornhaut und keine Beschwerden in den Gelenken und mit den Bändern.

Jede Frau kann etwas gegen Cellulite tun

Cellulite ist ein Thema, das sehr viele Frauen betrifft. Fettspeicher an den Oberschenkeln sind leider bei allen Frauen genetisch angelegt. Es sind einfach unsere Energie-Reserven, auf die wir allerdings heutzutage sehr gut verzichten könnten.

Cellulite sind Fettreserven mit Dellen, die durch eine Bindegewebsschwäche entstehen. Als ob eine dickere Hautschicht nicht schon reichen würde! Cellulite ist zum Teil genetisch bedingt. Hatte Ihre Mutter Dellen, dann haben auch Sie die Veranlagung dazu geerbt. Die gute Nachricht: Trotzdem kann jede Frau etwas gegen Cellulite tun. Ob sie vollkommen verschwindet, das ist von unterschiedlichen Faktoren abhängig.

Zunächst sollte man wissen, was Cellulite ist. Cellulite hat mit Ihrem Bindegewebe zu tun. Es gibt junge schlanke Frauen mit Cellulite und ältere, etwas kräftig gebaute Frauen ohne die lästigen Fettdellen. Haben Sie genetisch ein festes Bindegewebe, gehen oder schwimmen Sie viel und ernähren sich gesund, kann ich Ihnen nur gratulieren - dann haben Sie sicherlich bis ins hohe Alter kaum Probleme mit Cellulite.

Cellulite entsteht durch Fettablagerungen in schwachem Bindegewebe. Während sich bei Männern als erstes Fett an den inneren Organen, also im Bauchraum, ablagert, entstehen bei Frauen diese Fettablagerungen an den Oberschenkeln und am Po. Ursachen für ein schwaches Bindegewebe sind neben der genetischen Veranlagung eine schlechte Durchblutung, eine schwache, untrainierte Muskulatur und eine Zucker- und Mehlhaltige Ernährung.

Da haben wir auch schon die Lösung gegen Cellulite:
Sport!!! Arbeiten sie an Ihrer Muskulatur, besonders an Beinen und Po. Besonders effektiv ist tägliches Gehen, Laufen oder Schwimmen. Nur wenn Ihre Beine jeden Tag in

Bewegung sind, festigen Sie Ihre Muskulatur. Ich empfehle 10.000 Schritte täglich.

Das hört sich viel an, doch wenn Sie während des Tages jede Möglichkeit zur Bewegung nutzen, fehlt am Abend nur noch ein ausgiebiger Spaziergang und Sie haben Ihre täglichen 10.000 Schritte zusammen. Mehr dazu können sie im 3. Kapitel lesen.

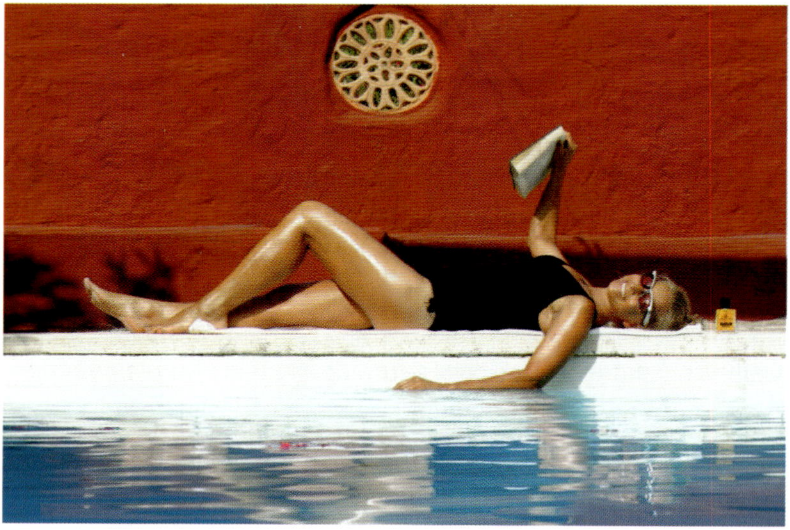

Und wieder die Ernährung: Zucker, Alkohol und Weizenmehl schaden Ihren Zellen extrem. Alle drei Zutaten sind hauptverantwortlich für einen ungünstigen Fettstoff-wechsel. Weizenmehl kann nicht nur die Darmflora schädigen, Weizen ist mit verantwortlich für Entzündungen im Körper und führt zu frühzeitiger Hautalterung. Zucker zerstört Kollagen und Elastin-Fasern, so dass Ihr Bindegewebe die Bindung verliert und Dellen und Streifen entstehen können. Massagen und Bürsten sind gut für die Durchblutung, sind jedoch nur zusätzlich zu einer gesunden Ernährung und viel Bewegung von Nutzen.

Ernähren Sie sich gesund!!! Die Ernährung ist die Basis für unser Wohlbefinden, die Versorgung und Pflege unseres Körpers. Dazu gehört viel Wasser, viel Obst und Gemüse, gesunde Fette und gesunde Eiweiße. Bei dieser Ernährung nehmen Sie Kohlehydrate über Hülsenfrüchte, Obst und Gemüse auf. Dazu kommen Samen und Nüsse.

Bei diesem Lebensstil kann sogar eine bestehende Cellulite zurückgehen, allerdings müssen Lebensgewohnheiten dauerhaft geändert werden. Das geht nicht von heute auf Morgen, das kann keine Diät und kein kurzfristiges Detox-Programm. Dafür müssen Sie Ihre alten Gewohnheiten ablegen und die neuen Gewohnheiten automatisieren. Nach 28 Tagen kann eine erste Automatisierung stattfinden. Ziel muß eine dauerhafte Umstellung Ihres Lebensstils sein. Das bedeutet, Sie müssen langsam darauf hinarbeiten und immer Freude und Spaß an der neuen Situation finden.

Mit Spaß und Genuss an Ihrem neuen Körpergefühl finden Sie Ihren ganz eigenen persönlichen Weg.

Benutzen Sie gute Kosmetik

Ich habe schon erwähnt, dass es wirklich sehr gute Kosmetika gibt und wie wichtig es ist, auf die Inhaltsstoffe zu achten. Nicht jede teure Creme ist automatisch gut.

Allerdings ist es kaum möglich, eine sehr preiswerte Creme mit sehr guten Inhaltsstoffen herzustellen.

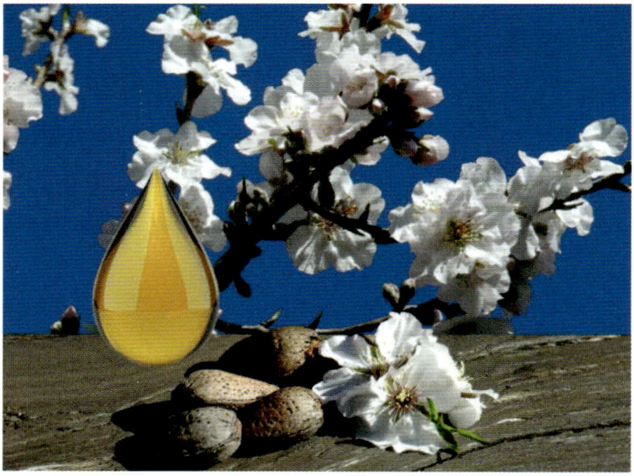

Wenn Sie sparen müssen oder wollen, dann empfehle ich Ihnen ein einziges wirklich gutes Pflegeöl aus rein pflanzlichen Ölen mit einer natürlichen Konservierung. Ein reines Pflanzenöl auf die noch feuchte Haut aufgetragen zieht super ein und bilden keinen Fettfilm. Öl, das auf der Haut liegen bleibt, enthält in der Regel petrochemische Stoffe.

Bevor Sie ein Billig-Produkt verwenden, bedienen Sie sich lieber in Ihrer Küche bei Olivenöl, Quark und Co. Denn was Sie essen und was Ihrer Gesundheit von innen dient, kann von außen aufgetragen nicht schlecht sein. Für zusätzliche Wirkstoffe müssen Sie dann eine gute Kosmetik mit den entsprechenden Wirkstoffen kaufen.

Wellness zu Hause

Wellness zu Hause geht ganz einfach, wenn Sie sich einen störungsfreien Raum schaffen können. Einen Raum ohne Fernsehen, ohne Handy und ohne Computer. Einen Abend mit leichtem, gesunden Essen ohne Alkohol, dafür mit selbst aromatisiertem Wasser oder Kräutertees.

Bereiten Sie den Abend vor, schalten Sie jede mögliche Störung aus. Sorgen Sie für eine gute Raumtemperatur, gemütliches Licht und einen angenehmen Duft. Wenn Sie mögen, dann kümmern Sie sich um eine ruhige Musik, die Sie in eine gute Stimmung versetzt.

Am liebsten nehme ich zunächst ein Bad und umgebe mich mit einem schönen Duft. Mein Musikgeschmack variiert ganz nach Lust und Laune. Manchmal höre ich tibetanischer Klangschalen, ein anders Mal ruhige Jazzklänge oder ein wenig aufregendes Klavierkonzert. Währenddessen findet eine Gesichtsmaske Zeit, einzuwirken. Dafür können Sie eine fertige Maske mit guten Inhaltsstoffen kaufen - oder Sie mischen ganz klassisch Quark mit Honig und geben die Mischung auf Ihr Gesicht. In diesem Fall ist Naschen erlaubt! Ganz wichtig für meinen Wellness-Abend sind mir die Düfte: Ich pflege meinen Körper am liebsten mit meinem eigenen Orangen-Aroma Öl oder Rose. Das ist der Duft der Damaszener-Rose, der einfach nur zum Träumen einlädt. Meine Haut nimmt das Öl besonders gut auf wenn sie noch feucht ist. Sie wird dadurch samtig weich.

Dann wickele ich mich in meinem gemütlichen Bademantel, ziehe mir dicke Socken an und meditiere eine halbe Stunde lang. Das können Sie auch! - Setzen Sie sich dabei aufrecht hin oder legen Sie sich auf den Rücken, wenn Sie nicht gut frei und gerade sitzen können. Schließen Sie die Augen und konzentrieren Sie sich auf Ihren Atem.

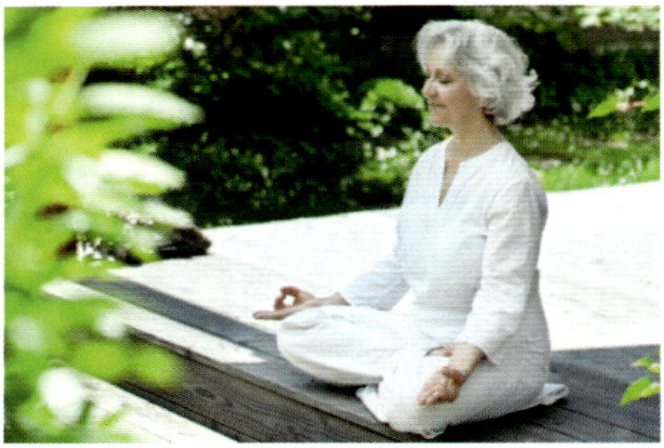

Atmen Sie ein, spüren Sie die Luft, wie sie durch die Nase, an Ihren Nasenflügeln vorbei, Ihre Lungen füllt. Der Brustkorb wird dabei weit und hebt sich. Dann atmen Sie wieder aus, langsam und länger, als Sie eingeatmet haben. Spüren Sie, wie die Luft Ihren Körper verlässt, nun durch Mund und Nase. Das wiederholen Sie ein paar Minuten lang. Wenn Ihnen andere Gedanken kommen, lassen Sie sie kurz zu, dann besinnen Sie sich wieder ihrer Atmung.

Ich verspreche Ihnen, jetzt sind Sie schon wunderbar entspannt. Bereiten Sie sich einen guten Tee ohne Teein, also einen Kräutertee, keinen Schwarzen oder grünen Tee. Pfefferminz oder Ingwer tut gut, es können auch Blütentees sein. Haben Sie inzwischen Hunger bekommen? Ich empfehle Ihnen einen frischen Salat schon vorher zuzubereiten, den Sie sich jetzt aus dem Kühlschrank holen. Es kann auch ein Salat mit Fisch oder einem Mais-Hühnchenfilet sein. Kennen Sie Chevice? Im Anhang finden Sie die Zubereitung.

Genießen Sie jeden Bissen und trinken Sie Tee. Nach dem Essen liebe ich, wieder ein bisschen Musik zu hören und die Hände und Füße mit einer guten Creme zu massieren und zu pflegen. Langsam klingt der Wellness-Abend bei mir zu Hause aus.

Beginnen Sie heute

Pflegen Sie Ihren Körper von außen, nicht zu viel und nicht zu wenig und mit den richtigen Produkten. Ein gepflegter Körper ist ein schöner Körper. Planen Sie auch zu Hause ab und zu einen Wellness-Tag oder einen Wellness-Abend, ganz allein für sich, oder mit einer Freundin oder Ihrem Partner. Legen Sie den Schwerpunkt Ihrer Körperpflege auf die Pflege von innen. Körperpflege von innen heißt eine gesunde Ernährung und Pflege des Geistes und der Sinne.

Ein Wellness-Urlaub oder Wochenende tut gut und entspannt Ihren Körper und Ihren Geist. Wichtiger ist jedoch, wirklich jeden Tag etwas für sich zu tun. Das lernen Sie in meinem Online-Coaching. In 28 Tagen verändern Sie Ihre Gewohnheiten und gelangen so zu einem gesünderen, fitteren und schlankeren Leben. Dieses Lifestyle-Programm macht Sie attraktiv und sympathisch - und Sie lernen wieder mit Genuss zu leben.

In meinen Online-Kursen betreue ich Sie täglich, gebe Ihnen wertvolle Tipps und Anregungen, ganz ohne Zwang und ohne Vorschrift. Sie sollen sich wohlfühlen. Sie sollen Spaß am Genuss und an Ihrem neuen Körpergefühl bekommen, so dass Sie nach 28 Tagen Ihren eigenen persönlichen Weg gefunden haben. Mit Spaß und Genuss an Ihrem neuen Körpergefühl finden Sie Ihren ganz individuellen Weg.

Ich bin für Sie da

Mein **Natürlich Schön Programm** lässt sich überall und jederzeit umsetzen. Wir können einen gesünderen Lebensstil in jeden Alltag einbauen, wenn wir nur wollen.

Es liegt allein an Ihnen, was ihnen Ihr Genuss am Leben, Ihr Körper und Ihr Geist wert sind. Jeder kann etwas für sich tun, um sich wohler zu fühlen. Viele von Ihnen wollen vielleicht abnehmen, andere wollen nur etwas für ihre Fitness oder Ihre Gesundheit tun.

Im folgenden Kapitel geht es um das Thema, „Natürlich Schön“ Geheimnis Freude und Genuss.

Am Ende des Buches finden Sie ein paar Rezepte und Übungen. Auf meiner Webseite www.prinzessin-stolberg.com finden Sie einen Link zum Coaching und zu Terminen. Ich bin für Sie da.

Machen Sie jede Reise zu einer Reise zu sich selbst.
Nur wer sich selbst liebt, kann auch andere lieben.

6. Geheimnis Freude und Genuss

Hier nun das letzte Kapitel von „Natürlich schön“. Vorab eine kurze Zusammenfassung der Themen der ersten 5 Vorträge. Zunächst habe ich den Begriff Schönheit definiert. Unter Schönheit, vor allem der alterslosen Schönheit, verstehe ich eine innere und zugleich äußere Schönheit. Dabei wird die innere Schönheit nach außen getragen, dazu gehört nicht nur die richtige Lebenseinstellung, auch die richtige Ernährung, denn die versorgt unseren Körper. Auch tägliche Bewegung macht schön. Die kann ganz moderat sein, Hauptsache Sie bewegen sich täglich.

Im 4. Kapitel ging es um Schönheit durch Entspannung. Entspannung des Körpers, also der Muskulatur genauso wie Entspannung des Geistes und der Seele. Entspannung baut so Stress ab, körperlich wie seelisch. Das letzte Kapitel handelte von Körperpflege. Dass es mir hierbei nicht nur um die Pflege von außen geht, versteht sich von selbst, wir pflegen durch Ernährung und durch die Aktivierung des Stoffwechsels mit Hilfe von Bewegung.

Glückliche Menschen sind schön. Am liebsten erinnern wir uns an Menschen, mit denen wir gelacht haben und die wir von ganzem Herzen lieben. Schöne Erlebnisse, Genuss und Freude machen uns glücklich, und auch die Erinnerung daran sorgt bei uns für eine gute Ausstrahlung, eine Ausstrahlung für jugendliche Schönheit bis ins hohe Alter!

Um unser Leben mit Freude und Genuss wirklich genießen zu können, müssen wir so gesund und fit wie möglich bleiben. In jedem Alter. Denn wenn es vorne und hinten zwickt und wir uns nicht mehr richtig bewegen können, dann nützt uns das leckerste Essen und die sympathischste Gesellschaft nichts mehr.

Frust in der Routine

Wie sehr befinden wir uns in einem Hamsterrad unserer Gewohnheiten? Wann leben wir wirklich nur im Augenblick und genießen den Moment? Was macht uns wirklich anhaltend glücklich? Was kann uns ein Lächeln auf die Lippen zaubern?

Essen als Ersatz für jeden Genuss

Bei Freude und Genuss denkt die Mehrheit der Menschen an das Essen. Vor allem, wenn Sie die 50 oder 60 überschritten haben. Wie essen wir? Genießen wir unser Essen überhaupt oder essen wir zwischendurch? Zwischendurch in der Fußgängerzone? Schnell vor dem Computer? Oder essen wir vor dem Fernseher auf dem Sofa? Das klingt zwar gemütlich, doch die Konzentration ist auf den Fernseher gerichtet und nicht auf das Essen. So merken wir vielleicht überhaupt nicht, dass der Teller schon leer ist. Schade um das leckere Essen, wenn wir es nicht einmal richtig wahrgenommen haben. Das hat nichts mit Genuss zu tun.

Auch wenn mir ein stark übergewichtiger Mensch sagt, er oder sie sei nun mal ein Genießer, dann kann ich das nur bedingt glauben. Da ist das Essen oft eine Ersatzbefriedigung für wichtigere Dinge im Leben, wie zum Beispiel Geselligkeit oder andere sinnliche Erfahrungen. So manch einer futtert sich einen Schutzwall an, wogegen auch immer.

Wann haben Sie das letzte Mal mit Freunden so richtig gelacht und Spaß gehabt? Wann ging Ihnen das letzte Mal vor Glück das Herz über? Können Sie sich noch von ganzem Herzen freuen? Wenn ja, worüber? Wenn das schon länger her ist, worüber haben Sie sich früher gefreut? Können Sie sich noch erinnern? Können Sie diese Gelegenheiten wieder suchen? Manchmal sind es Kleinigkeiten in unserem Leben. Der Alltag lässt uns häufig abstumpfen. Die Routine lässt oft nur wenige Glücksmomente zu.

Werte, die nicht glücklich machen

Bauen wir unser Selbstvertrauen mit Hilfe von Macht, Erfolg und Besitz auf, sind wir sehr anfällig für seelische Verletzungen, Verlust, Frust und auch Leid. Das sind Werte, die das Leben zwar bereichern können, aber nicht wirklich glücklich machen.

Ich war viele Jahre als Einrichterin und Wandgestalterin auf Mallorca tätig und konnte dieses Phänomen nur allzu deutlich beobachten. Ich habe in Häusern mit wirklich großem Luxus gearbeitet. Es war interessant zu beobachten, dass sie zum Teil sehr unglücklichen und unzufriedenen Menschen gehörten, Menschen, die mehrere Häuser besaßen, die sich alles leisten konnten, die gesund waren und einen Partner hatten. Viele waren im Ruhestand und mussten nicht mehr arbeiten. Ein Zustand, von dem man nach einem Sechser im Lotto träumt.

Ich kam morgens ins Haus und bekam zu hören: „Ich konnte wieder die ganze Nacht nicht schlafen, weil irgendwo ein Hund gebellt hat, der Wind hat mir einen Blumentopf umgeworfen, jetzt ist Erde auf der Terrasse, ich muss das gestern gekaufte Kleid umtauschen, als ich es in den Schrank hängen wollte, habe ich gesehen, dass ich es bereits besitze, mein Frisör hat mir gestern die Haare schlecht geschnitten“ Das sind Probleme! Menschen gewöhnen sich schnell an Luxus und wissen ihr Leben dann oft nicht mehr zu schätzen.

Der Mensch sehnt sich nach den kleinen Glücksmomenten genauso wie nach einem tiefen Gefühl der Zufriedenheit. Wenn alle Werte an Besitz gemessen werden und man sich alles leisten kann, beginnt man nach dem Kick zu suchen oder nach Betäubung. Oft wird viel Alkohol konsumiert. Morgens ein Prosecco für den Kreislauf, mittags Weißwein zum Essen und der Nachmittag geht mit Alkohol in den Abend über. Ohne klaren Kopf ist dies ein Leben im Nebel. Tief im Inneren ist ein solches Leben einsam und traurig.

Zum Glück habe ich in Kreisen des Wohlstands auch andere Menschen erlebt. Auch da gibt es Menschen, die ihr Glück wertschätzen. Genauso wie der geringverdienende

Arbeitnehmer oder der einfache Rentner. Wertschätzung des Glücks kann jeder aus alltäglichen Situationen beziehen.

Bei dem Thema Glück und Zufriedenheit geht es meist um ein menschliches Miteinander oder um ein Erleben mit Familie und Freunden. Glück hat mit Liebe zu tun. Liebe zu sich selbst und zu anderen Menschen. Das bedingt einander. Um uns wirklich gut zu fühlen, müssen wir uns mit lieben Menschen ehrlich freuen können. Neid, Missgunst und Eifersucht machen unglücklich, hässlich und wenig attraktiv. Am Ende hat das nichts mit materiellen Gütern zu tun.

Wie definieren wir Glück?

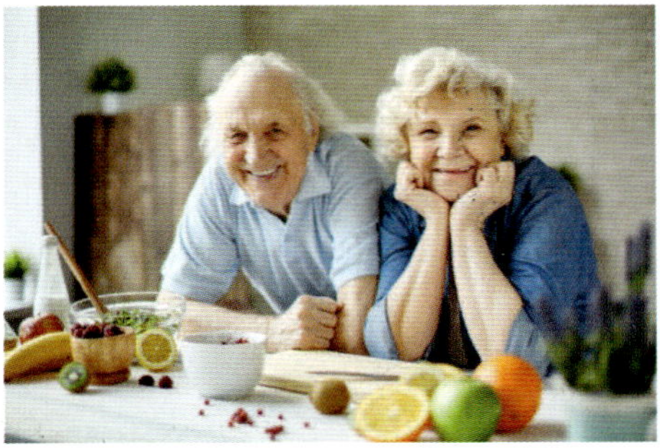

Wir müssen unsere Werte überprüfen. Was ist uns wichtig? Wie definieren wir Glück? Der Begriff Glück ist viel komplexer als ich anfangs dachte.

Da haben wir zunächst das „kleine Glück“. Das ist der kurze Moment, der uns überkommt, wenn wir uns spontan über etwas erfreuen. Es macht uns glücklich, wenn wir unerwartet etwas Schönes erleben. Glücklich sind wir über einen lieben Besuch am Abend, über ein neues Auto oder wenn wir frisch verliebt sind.

Diese Glücks-Momente kommen und gehen, sie bewegen sich auf Sinuskurven. Da kann man fast sicher sein, dass auf eine Hoch-Stimmung eine Tief-Stimmung folgt usw.

Glück kann auch eine Droge sein, wenn wir an den Hoch-Stimmungen festhalten möchten. Dann tun wir alles dafür, diesen Zustand immer wieder zu erreichen. Notfalls exzessiv: Exzessiv Sport betreiben, exzessiv arbeiten, exzessiv trinken oder exzessiv lieben. Dann wird das Streben nach Glück zu einer Sucht. Das tut uns nicht gut. Von ganzem Herzen glücklich und erfüllt von Glück, werden wir dabei nicht, im Gegenteil. Diese Hochstimmung kann nicht gehalten werden, und wir sind dann überhaupt nicht mehr glücklich, wie bei jeder anderen Sucht auch.

Dann gibt es das Glück, das ich als Zustand tiefer Zufriedenheit und innere Ruhe begreife. Die Schönheit und die Faszination von Natur machen glücklich. Glück ist, in und mit der Natur verbunden zu sein. Nicht als Beobachter der Natur, sondern als ein Teil der Natur. Das ist mehr als ein spontaner Moment. Auch das Glück, mit Menschen in tiefer Verbundenheit wachsen zu können, ist kein Gefühl auf einer Sinuskurve. Es fängt zaghaft an, und wenn man sich einlässt, erreicht es eine wunderbare Größe und Tiefe von Glück. Das ist Liebe. Das hat nichts mit Verliebtheit oder mit Schmetterlingen im Bauch zu tun.

Dieses Glück ist nicht mehr an eine einzelne Person gebunden. Wenn man liebt und ein tiefes Glück dabei empfindet, ist das nicht auf den Ehepartner beschränkt. Tiefes Glück empfindet man genauso zu seinen Kindern und Enkelkindern und vielleicht auch zu Menschen, mit denen uns eine tiefe Freundschaft verbindet. Dieses Glück ist ein Teil von einem selbst. Das Gefühl kennen sehr gläubige Menschen, wie wir das von Buddhisten wissen.

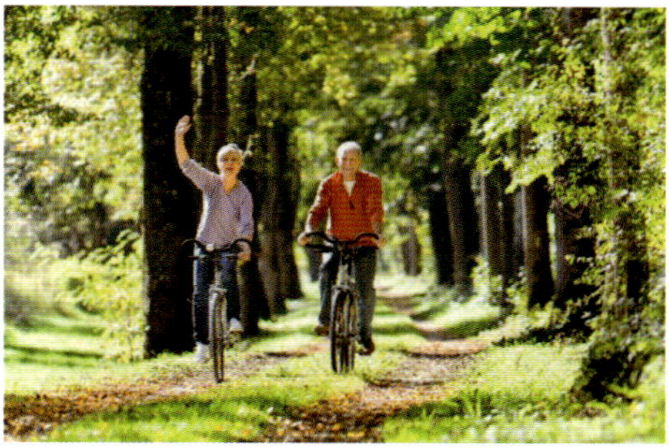

Das Glück ist ein Zustand innerer Freiheit. Was oder wer kann uns das nehmen? In diesem Zustand gibt es weder Enttäuschung und Besitzdenken, noch Eifersucht.

Dann gibt es auch kein Unglück. Es gibt nur das Fehlen von Glück oder die Existenz von Glück. Solange persönlich Defizite bestehen, sind wir eifersüchtig, neidisch, wir hassen oder gönnen jemand etwas nicht. Genauso, wenn man das Erreichen seines persönlichen Zieles nur auf sich bezieht, hat das Glück keine Tiefe.

Egoistischer Erfolg entsteht oft aus persönlichen Defiziten. Aus einem Gefühl, nicht ernst genommen zu werden oder jemand beeindrucken zu wollen, aus Konkurrenzdenken oder aus dem Gefühl einer persönlichen Befriedigung. Diese Gefühle beruhen immer aus Defiziten und Verlustängsten. Daran kann man arbeiten, wenn man sich das bewusst macht. Ich tue das seit Jahren, und mich freut jede kleinste Entwicklung.

Glück bedeutet vor allem, das Leben zu lieben. Oft liegt es nur an uns selbst, wie wir die Welt sehen. Sehen wir vorwiegend das Gute oder sind wir ständig am meckern? Es liegt alleine an uns, also arbeiten wir daran, bis sich unsere Einstellung zum Leben im Guten automatisiert. Das macht glücklicher und zufriedener, egal wie die Umstände tatsächlich sind. Dazu müssen wir raus gehen und Kontakt zu positiv eingestellten Menschen suchen. Alleine im Haus oder der Wohnung zu sitzen macht auf Dauer depressiv. Gute Freunde können weder der Fernseher noch der PC ersetzen. Unsere Ziel für jeden zu Ende gehenden Tag muss sein, am Abend im Bett zu liegen und zu denken: „Das war heute ein schöner Tag!"

Jeder glückliche Mensch ist ein schöner Mensch.

Lachen macht jung, treffen Sie sich mit Menschen, die Sie mögen und mit denen Sie Spaß haben. Wenn Sie dies beim Sport im Freien haben können, etwa bei einer Wanderung, gewinnen Sie doppelt.

Draußen in der Natur tanken wir nicht nur Licht und Luft, wir stimulieren die Sinne und wirken negativen Gedanken entgegen.

Freude und Genuss mit allen Sinnen

Was fühlen Sie? Was riechen Sie? Was sehen Sie? Was hören Sie? Was schmecken Sie? Sinnlichkeit wird oft nur mit Erotik verbunden, dabei ist alles, was wir wahrnehmen, sinnlich. Wenn wir schmecken, hören, sehen, fühlen und riechen, dann sind das Sinneswahrnehmungen.

Sinnlichkeit ist die Sinneswahrnehmung verbunden mit Emotionen. Die Erotik ist nur ein Teil davon.

Wir können unsere Sinne schärfen, indem wir achtsam unseren Spaziergang machen, die Natur beobachten, die würzige Luft nach dem Regen atmen, uns über die Farbenvielfalt des bunten Laubs freuen oder auf das Plätschern des Bachs hören.

Essen mit Genuss ist ebenfalls eine sinnliche Erfahrung und immer erlaubt, solange es nicht mit Frustessen und Ersatzbefriedigung für andere Sinnlichkeiten verwechselt wird. Deshalb hören Sie in sich hinein, wenn Sie zu einer Tafel Schokolade oder einer Tüte Chips greifen möchten. Verwechseln Sie den Genuss am Essen nicht mit einer Ersatzbefriedigung.

Vielleicht befriedigt das Hören ihrer Lieblingsmusik oder das Riechen an Ihren Lieblingsdüften auch Ihre sinnliche Sehnsucht.

Hören sie gerne Musik?

Musik ist Emotion pur. Musik gibt Kraft, Musik entspannt, Musik beruhigt, Musik turnt an. Das wissen Sie, wenn Sie heute ein Musikstück hören das Sie gehört haben, als Sie als Jugendliche(r) zum ersten Mal richtig verliebt waren. Jede Wette, dass Ihnen bei diesem Stück das Herz immer noch schneller schlägt, selbst wenn die Erinnerung an den Typ oder das Mädchen schon etwas verblasst sein sollte. Musik ist Geschmacksache, nutzen Sie die Musik für sich, genießen

Sie sie, entspannen Sie oder lassen Sie sich anspornen... für die Arbeit, den Hausputz oder um einfach ihre Stimmung zu beeinflussen, es funktioniert.

Seien Sie vorsichtig, wenn Sie draußen mit Ohrenstöpsel Musik hören, weil Sie Ihr Umfeld nicht mehr wahrnehmen. Das ist besonders im Straßenverkehr wichtig. Der Natur zu lauschen ist auch schön.

Schlechtes Wetter gibt es nicht

Schlechtes Wetter kann sogar für gute Laune sorgen, behaupte ich. Wie soll das gehen: Schlechtes Wetter und gute Laune? Der November und der Dezember sind die dunkelsten Monate in Deutschland. Die Tage sind kurz, dazu kommen Nebel und Nieselregen, und die Sonne lässt sich nur selten blicken. Da fällt es Ihnen schwer, vor die Tür zu gehen! Das kann ich gut verstehen. Doch genau das kann Ihnen zu guter Laune verhelfen. Drehen Sie doch einfach den Spieß um: Lassen Sie sich vom schlechten Wetter nicht runterziehen. Nutzen Sie das schlechte Wetter für einen extra Kick, der Ihnen gute Laune macht. Setzen Sie doch mal eine rosa Brille auf. Dann sehen nicht nur Sie die Welt ein bisschen bunt, Ihnen ist das Lächeln vieler Passanten sicher.

Einen emotionalen Erfolg spüren sie am deutlichsten bei schlechtem Wetter. Ja, Sie haben richtig gelesen. Wenn Sie bei schlechtem Wetter nach draußen gehen und Ihre Runde drehen (natürlich mit der richtigen Kleidung), dann fühlen Sie sich anschließend deutlich besser als vorher. Sie kommen nach Hause, freuen sich auf die Wanne oder eine heiße Dusche, der Tee schmeckt so richtig gut, die Haut ist schön durchfeuchtet und gleichzeitig durchblutet. Sie freuen sich auch, weil Sie es getan haben, Sie haben sich trotz des schlechten Wetters aufgerafft. Herzlichen Glückwunsch!

Das Wetter können Sie ja nicht ändern, und es ist wie bei allem im Leben:

> Alles, was Sie nicht ändern können, müssen Sie akzeptieren und das Beste daraus machen.

Schneewanderung zum einem Geburtstag auf Mallorca

Dazu habe ich eine schöne Geschichte:
Es war vor ein paar Jahren im Februar auf Mallorca, ich hatte für Wandergäste eine schöne Wanderung geplant. Meine Gäste wollten dem deutschen Winter entkommen und auf der Sonneninsel einen runden Geburtstag feiern. Klar, auch auf Mallorca gibt es Schlechtwetter-Tage, aber was wir dann erlebt haben, war wirklich etwas Besonderes.

Wir waren mit der ganzen Geburtstags-Gesellschaft unterwegs, als starke Schneefälle einsetzten. Wie geplant, kehrten wir in einer Berghütte ein und aßen köstliches Lamm aus einem riesigen, mit Holz gefeuerten Ofen. Die Atmosphäre war einmalig. Es war warm, und wir hatten unglaublichen Spaß. Wir sind dann in tief verschneiter Landschaft zwischen Olivenbäumen abgestiegen. Das wurde zu einem unvergesslichen Erlebnis für alle Beteiligten.

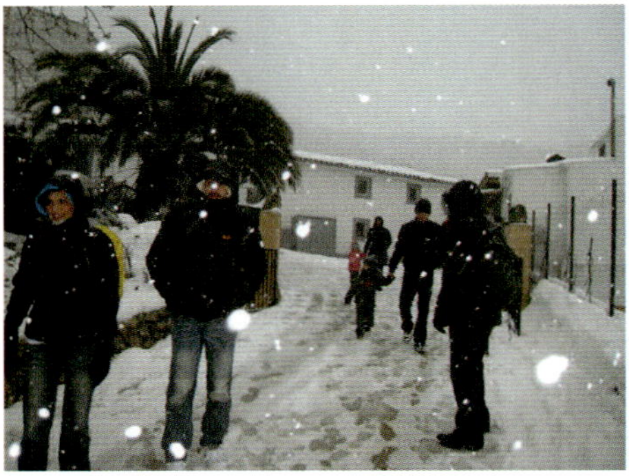

Gerade bei schlechtem Wetter entsteht eine ganz besondere Atmosphäre. Die Menschen rücken näher zusammen, sie teilen das Erlebnis und sind kommunikativer.

Ich liebe die Stimmung auf Hütten. Ich kann es ihnen nur empfehlen: Lassen Sie einen geplanten Ausflug bei schlechtem Wetter nicht platzen. Außer bei offiziellen Wetterwarnungen natürlich.

Suchen Sie sich einen kuscheligen Pulli in Ihrem Kleiderschrank, Schal und Handschuhe. Ich habe mir letztens eine sehr gute warme Jacke gegönnt, hauchdünn und federleicht. Sie lässt sich ganz klein zusammendrücken und passt so in jede mittelgroße Handtasche, und in meinen Rucksack sowieso. Sie wurde bereits zu meinem ständigen Begleiter, darauf möchte ich nicht mehr verzichten.

Oder kaufen Sie sich für das Regenwetter einen Regenmantel mit Kapuze und Gummistiefel. Und jetzt raus mit Ihnen. Es tut so gut! Die feuchte Luft auf Ihrer Haut, Sie beobachten die bunten Blätter an den Bäumen und laufen einfach durch die Pfützen, wie Sie es als Kind immer getan haben.

Sie können mit einer Freundin oder einem Freund spazieren gehen, die Gespräche sind immer intensiv. Oder Sie gehen alleine, Sie können Ihre Gedanken sortieren oder Pläne machen. Aber, bitte lassen Sie ihr Handy in der Tasche!

Wenn Sie auf Mallorca sind, kann ich Ihnen schöne Wanderungen im Tramuntana-Gebirge zeigen. Wir können dort in einer Hütte einkehren, es gibt auch Hütten, in denen man übernachten kann. Oder ich bringe ein köstliches Picknick mit.

Glücklich mit bunten Brillen

Ich habe es eben schon erwähnt: Betrachten Sie das Leben doch mal durch eine rosarote Brille. Das meine ich jetzt wörtlich. Letztes Jahr habe ich mir ein paar bunte Nickelbrillen gekauft. Da ich mich nicht für eine Farbe entscheiden konnte, habe ich gleich mehrere genommen. Ich liebe Brillen, die runden Klassiker hatten es mir besonders angetan.

Die graue Nickelbrille wirkt dezent, ja fast elegant. Schön für ein Treffen mit einem Freund am Hafen. Der Sonnenschutz ist nicht besonders, dafür kann man sich noch prima in die Augen sehen. Die grüne Nickelbrille ist auffällig und individuell. Ich trage sie, wenn ich eingeladen bin, wenn ich besonders gute Laune habe und kommunikativ bin. So gehe ich gerne in die Stadt.

Manchmal sehe ich die Welt lieber durch eine rosarote Brille, das ist ganz komisch. Die rosa Brille macht nicht nur mir gute Laune. Menschen, die mir begegnen, freuen sich, sprechen mich an und wir lachen. Hinter der verspiegelten Nickelbrille kann ich mich super verstecken, da bin ich inkognito. Meinen Blick und meine Gedanken können Sie dann nur erraten, und das ist manchmal auch gut so.

Ich habe immer viel Spaß mit meinen bunten Brillen.

> Wenn Sie Spaß haben, sind Sie attraktiv und schön.

Selbstbewusstsein und Selbstliebe

Grundlage für Freude und Genuss sind Selbstbewusstsein und Selbstliebe. Also sich seiner selbst bewusst zu sein und sich selbst zu mögen. Dazu müssen wir uns auch in unserem Körper wohl fühlen, denn dort wohnt unsere Seele nun mal. Ernährung, Bewegung, die richtigen Pflege, das sind alles Themen in diesem Buch und in meinem Coaching.

Nur wer sich seiner selbst bewusst ist, kann sich selbst lieben - und nur wer sich selbst liebt, kann auch andere lieben und anderen Menschen Gutes tun. Umgekehrt, Menschen, die voller Neid, Eifersucht und Missgunst sind oder sogar hassen, sind sich ihrer selbst nicht bewusst und lieben sich selbst auch nicht. An diesen Defiziten kann man arbeiten.

Üben Sie, sich selbst und andere Menschen in einem positiven Licht zu sehen. Was gefällt Ihnen an sich selbst? Lächeln Sie, auch ohne „Grund“. Seien Sie aufmerksam sich selbst gegenüber. Verwöhnen Sie sich für ein gutes Körpergefühl mit täglicher Bewegung, gesundem Essen und mit Entspannung.

Spaß am Leben und der Liebe

Wenn wir Spaß am Leben und an der Liebe haben, damit meine ich auch die Nächstenliebe, macht das jeden von uns attraktiv und schön. Um von ganzem Herzen zu lieben brauchen wir nicht zwangsläufig einen Partner. Denken wir an die buddhistischen Mönche, die so voll von Liebe sind. Denken Sie an eine Mutter oder einen Vater, die ihre Kinder lieben oder an die Liebe von Großeltern zu ihren Enkeln. Da kann die Liebe zu Ihrem Haustier Sie genauso glücklich machen wie die Liebe zu Ihrem Garten oder die Liebe zur Weite der Natur.

Dieses Glück ist unbezahlbar und
macht Sie von Herzen schön.

Geliebt werden

Wir möchten gefallen, zuerst einmal uns selbst. Dann natürlich auch unserem Umfeld, unserem Partner, der Familie und den Freunden. Jeder Mensch möchte geliebt werden, und jeder Mensch braucht Anerkennung. Wir wollen beachtet und geachtet werden, auch für unsere Erscheinung. Schön sein bedeutet, natürlich schön sein. Natürlich schön sind Ihr Lachen, Ihre Ausstrahlung, aber auch Ihre Beweglichkeit und Ihre Fitness.

Was können wir tun?

Damit wir unsere natürliche Schönheit bis ins hohe Alter genießen können, müssen wir etwas dafür tun. Wir müssen mit gesunder Ernährung und täglicher Bewegung auf uns achten und das Leben genießen, damit wir Freude empfinden. Denn Genuss, Freude und Lebenslust bestimmen auch unser Aussehen.

> Schön ist ein Mensch, der lebendig, liebevoll,
> fröhlich ist und sich selbst mag.

Gelassenheit

Gelassenheit ist wichtig. Ärgern Sie sich nicht über Kleinigkeiten, das macht hässlich. Andere merken, ob Sie sich selbst mögen. Erst wenn Sie sich selbst lieben und sich selbst akzeptieren werden es Ihre Mitmenschen auch tun.

Naschen zum glücklich sein

Jeder kennt das: Sie lassen ein Stück Schokolade im Mund zerschmelzen und schon könnten Sie selbst dahinschmelzen. Sie fühlen sich wohl, es geht Ihnen gut. Wen wundert es da, wenn wir immer öfter zu Süßigkeiten greifen und immer mehr davon essen, als wir eigentlich sollten.

Auch wenn es nie im Vordergrund stehen sollte, wir müssen Bedenken, wie viele Kalorien wir mit den Süßigkeiten konsumieren. Noch schlimmer aber ist die Abhängigkeit vom Zucker . Und nicht zuletzt macht Zucker hässlich.

Wie kommt es, dass wir nach dem Naschen von Schokolade glücklich sind? Es ist das Serotonin, ein Hormon und Botenstoff, den wir vor allem für unser Gehirn und unseren Magen-Darm-Trakt brauchen. Haben wir zu wenig davon, kann es sein, dass wir müde und sogar depressiv werden. Auch unsere Verdauung funktioniert träge ohne Serotonin.

Wenn wir nun einen Stimmungs-Aufheller brauchen, können wir tatsächlich Schokolade essen, am besten mit einem Kakaogehalt, der höher als 70% ist, sie hat weniger Zucker. Aber leider dennoch nicht weniger Kalorien. Denn dunkle Schokolade hat mehr Fett und dadurch sogar mehr Kalorien als kakaoarme Vollmilchschckolade. Trotzdem ist die Dunkle „gesünder". Sie befriedigt das Schokoladen-Bedürfnis schneller, und deshalb essen Sie weniger davon.

Es gibt noch eine Menge anderer Nahrungsmittel, die ohne Nebenwirkungen für den gleichen Effekt sorgen. Zu den serotoninreichsten Pflanzen zählen Walnüsse, Bananen und Ananas.

Tägliche eine Hand voll Walnüsse oder
eine Banane machen glücklich und schön.

Schlafen Sie ausreichend

Schlafmangel verlangsamt den Stoffwechsel. Dazu kommt, dass sie wahrscheinlich an den Kühlschrank gehen, wenn Sie nicht schlafen können.

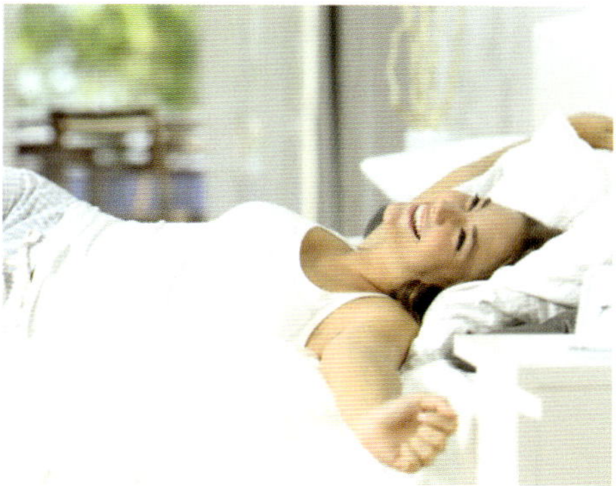

Schlafen Sie zu wenig, werden Sie tagsüber müde sein. Müdigkeit verlangsamt den Stoffwechsel, und steigert das Naschbedürfnis. Kennen Sie das? Sie liegen auf dem Sofa, sind müde und essen?

Menschen, die weniger schlafen haben auch einen höheren Blutzuckerspiegel. Das bedeutet, es wird Insulin ausgeschüttet, um den Blutzuckerspiegel zu senken. Wenn Insulin ausgeschüttet wird, kann kein Fettstoffwechsel stattfinden, Wir erinnern uns an diese Einbahnstraße!

Ein gesunder Schlaf ist extrem wichtig zur Regeneration von Körper und Geist. Und wer schön sein möchte, braucht seinen "Schönheitsschlaf". 6-8 Stunden sind ideal. Mehr über den gesunden Schlaf finden Sie im Kapitel „Natürlich Schön" durch Entspannung.

Freude durch einen guten Stoffwechsel

Nach dem Sport hält ein verbesserter Stoffwechsel bis zu 12 Stunden an, also nicht nur für die Dauer der Aktivitäten. Bewegung bei gleichzeitig richtigem Essverhalten verbessert den Fettstoffwechsel, Fettdepots werden abgebaut.

Ein guter Stoffwechsel lässt nicht nur Pfunde schmelzen, er gibt Ihnen auch einen Energie-Kick und mehr Lebensfreude. Wenn Ihr Körper optimal funktioniert, können Sie wirklich genießen. Dann wird auch Ihr Gehirn bestens versorgt, und unser Lustzentrum sitzt ja bekanntermaßen im Gehirn!

Muskeln verbrennen Energie, also ist Bewegung die effektivste Methode, um den Stoffwechsel anzuregen. Bei jeder Bewegung wird in jeder einzelnen Zelle verstärkt Energie verbraucht. Jede Zelle wird mit Nährstoffen versorgt und gleichzeitig entgiftet. Das ist der Stoffwechsel, den wir uns wünschen. Dafür müssen Sie sich jetzt nicht im Fitness-Studio anmelden. Schon moderate Bewegung, wie tägliches Spazierengehen, kann Ihnen dabei helfen. Viele Tipps, auch zu Übungen im Alltag und Rezepte bekommen sie von mir im Anhang.

Noch ein Tipp zum Thema Muskelaufbau: Eiweiß ist ein entscheidender Baustein für den Aufbau von Muskelzellen wie von Körperzellen ganz allgemein. Eiweiß steckt nicht nur in Tier und Tierprodukten. Pflanzliches Eiweiß finden Sie in Soja, Linsen, Haferflocken und in den sehr gesunden Mandeln, die zusätzlich den Stoffwechsel anregen.

Glückliche Menschen sind schön

Am liebsten erinnert man sich an Menschen, mit denen man gelacht hat.

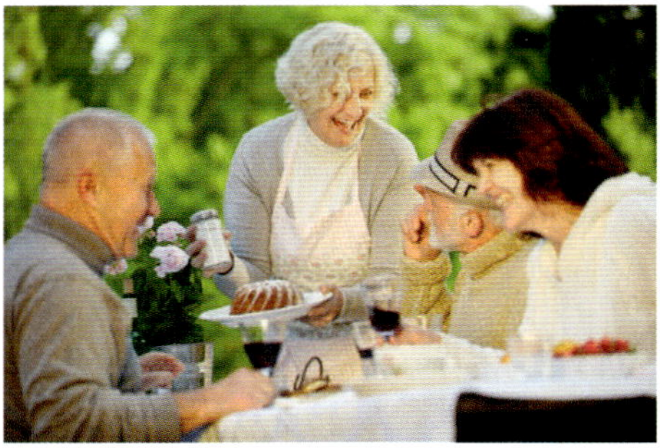

Schöne Erlebnisse, Genuss und Freude machen uns glücklich und schaffen eine gute Ausstrahlung für eine jugendliche Schönheit!

SELBSTLIEBE - ein Text von Charlie Chaplin von 1959

Als ich mich wirklich selbst zu lieben begann, habe ich verstanden, dass ich immer und bei jeder Gelegenheit zur richtigen Zeit am richtigen Ort bin und dass alles, was geschieht, richtig ist. Von da an konnte ich ruhig sein. Heute weiß ich, das nennt sich „SELBSTACHTUNG“.

Als ich mich wirklich selbst zu lieben begann, konnte ich erkennen, dass emotionaler Schmerz und Leid nur Warnungen für mich sind, gegen meine eigene Wahrheit zu leben. Heute weiß ich, das nennt man „AUTHENTISCH-SEIN“.

Als ich mich wirklich selbst zu lieben begann, habe ich verstanden, wie es jemanden wirklich beschämt, ihm meine Wünsche aufzuzwingen, obwohl ich wusste, dass die Zeit nicht reif war, auch wenn ich selbst dieser Mensch war. Heute weiß ich, das nennt man „RESPEKT“.

Als ich mich wirklich selbst zu lieben begann, habe ich aufgehört, mich nach einem anderen Leben zu sehnen und konnte sehen, dass alles um mich herum eine Aufforderung zum Wachsen war. Heute weiß ich, das nennt man „REIFE“.

Als ich mich wirklich selbst zu lieben begann, habe ich aufgehört, mich meiner freien Zeit zu berauben. Und ich habe aufgehört, weiter grandiose Projekte für die Zukunft zu entwerfen. Heute mache ich nur das, was mir Spaß und Freude bereitet, was ich liebe und mein Herz zum Singen bringt, auf meine Art und Weise und in meinem Tempo. Heute weiß ich, das nennt man „EHRLICHKEIT“.

Als ich mich wirklich selbst zu lieben begann, habe ich mich von allem befreit, was nicht gut für mich war. Von Speisen, Menschen, Dingen, Situationen und von Allem, was mich immer wieder hinunterzog, weg von mir selbst. Anfangs nannte ich das „GESUNDEN EGOISMUS“. Aber heute weiß ich, das ist „SELBSTLIEBE“.

Als ich mich wirklich selbst zu lieben begann, habe ich aufgehört, immer Recht haben zu wollen. So habe ich mich weniger geirrt. Heute habe ich erkannt, das nennt man „EINFACH-NUR-SEIN“.

Als ich mich wirklich selbst zu lieben begann, habe ich mich geweigert, weiter in der Vergangenheit zu leben und mich um meine Zukunft zu sorgen. Jetzt lebe ich nur mehr in diesem Augenblick wo ALLES stattfindet. So lebe ich heute jeden Tag und nenne es „VOLLKOMMENHEIT“.

Als ich mich wirklich selbst zu lieben begann, da erkannte ich, dass mich mein Denken armselig und krank machen kann. Als ich jedoch meine Herzenskräfte anforderte, bekam der Verstand einen wichtigen Partner. Diese Verbindung nenne ich heute „HERZENSWEISHEIT“.

Wir brauchen uns nicht weiter vor Auseinandersetzungen, Konflikten und Problemen mit uns selbst und anderen fürchten, denn sogar Sterne knallen manchmal aufeinander und es entstehen neue Welten. Heute weiß ich, DAS IST das Leben!

Beginnen Sie heute

Sie haben jederzeit alle Möglichkeiten, einen Neustart in ein gesünderes und glücklicheres Leben zu beginnen. Sie haben tolles gesundes Essen zur Auswahl, wahrscheinlich in jeder Region, in der Sie sich im Moment befinden. Sie können sich überall bewegen und pflegen. Sie können die Seele baumeln lassen, neue Leute kennen lernen und mit Ihrer Begleitung lachen und gute Gespräche führen. Worauf warten Sie?

Ich bin für Sie da

Mein **Natürlich Schön Programm** lässt sich überall und jederzeit umsetzen. Wir können einen gesünderen Lebensstil in jeden Alltag einbauen, wenn wir nur wollen.

Es liegt allein an Ihnen, was Ihnen Ihr Genuss am Leben, Ihr Körper und Ihr Geist Wert sind. Jeder kann etwas für sich tun, um sich wohler zu fühlen. Viele von Ihnen wollen vielleicht abnehmen, andere wollen nur etwas für Ihre Fitness oder Ihre Gesundheit tun.

Am Ende des Buches finden Sie ein paar Rezepte und Übungen. Auf meiner Webseite www.prinzessin-stolberg.com finden Sie einen Link zum Coaching und zu Terminen. Ich bin für Sie da.

Machen Sie jede Reise zu einer Reise zu sich selbst.
Nur wer sich selbst liebt, kann auch andere lieben.

Zusammenfassung „Natürlich Schön“

1. Geheimnis, Schönheit in jedem Alter

Wir definieren Schönheit nicht durch jugendlich glatte Haut, sondern durch Ausstrahlung und körperliche und geistige Beweglichkeit. Schön sind Menschen, die am Leben teilnehmen und ihr Leben bewusst genießen können. Menschen, die sich selbst und ihre Mitmenschen lieben, werden auch von ihren Mitmenschen geliebt und als attraktiv empfunden, egal, wie alt sie sind. Um sich gut zu fühlen, können Sie etwas tun, arbeiten Sie an Ihrer Seele und Ihrem Körper. Zum Beispiel mit Hilfe einer gesunden Ernährung.

2. Geheimnis, Schönheit durch gesunde Ernährung

Eine gesunde Ernährung dient nicht nur dazu, sich besser zu fühlen, Ihr Körper funktioniert einfach auch besser. Die Versorgung von allen lebenswichtigen Abläufen im Körper muß eben stimmen. Da ist zunächst die Verdauung. Sie beginnt bei der Nahrungsaufnahme: Was essen Sie? Wann essen Sie? Wie viel essen Sie? Warum essen Sie? Ihr Körper kann sich nur mit dem versorgen, was er von Ihnen bekommt. Daran hängt alles. Trinken Sie genug Wasser, bekommt er alle notwendigen Makro- und Mikronährstoffe? Jede einzelne Körperzelle muss gebildet, versorgt und geschützt werden. Von innen, durch das, was

Sie essen und trinken. Ihre Ernährung entscheidet zu einem großen Teil über Ihre Gesundheit, Ihr Wohlbefinden und auch über Ihre Ausstrahlung.

3. Geheimnis, Schönheit durch tägliche Bewegung

Wenn Sie sich gesund ernähren, müssen die Nährstoffe auch optimal transportiert und eingesetzt werden. Zu einem gesunden Stoffwechsel gehört also auch die Bewegung. Wir brauchen tägliche Bewegung, damit unsere Verdauung optimal funktioniert und damit unser Herz-Kreislauf-System aufrechterhalten wird. Durch Bewegung werden unsere Zellen optimal mit Sauerstoff und allen notwendigen Nährstoffen versorgt, die wir ja durch die gesunde Ernährung aufgenommen haben. Der Aufbau und Erhalt der Muskulatur schützt und unterstützt unsere Knochen und Gelenke und hilft dem Herz, das Blut zu pumpen.
Eine gute Muskulatur verhilft uns zu einer aufrechten Körperhaltung. Zusammen mit einer guten Beweglichkeit läßt uns eine aufrechte Haltung jünger, dynamischer und schöner aussehen.

4. Geheimnis, Schönheit durch Entspannung

Dynamisch, sympathisch und schön wirken Sie auf Ihre Mitmenschen auf jeden Fall auch durch eine gelassene und entspannte Ausstrahlung. In Gegenwart von entspannten Menschen mit einer positiven Ausstrahlung fühlen wir uns wohl. Wir empfinden sie als schön. Auch dafür können Sie etwas tun! Arbeiten Sie an Ihrer Einstellung - an Ihrer Einstellung zu sich selbst und an der Einstellung zu Ihren Mitmenschen. Beides bedingt einander und ist direkt miteinander verbunden. Diese seelische Arbeit können Sie unterstützen, indem Sie sich auch körperlich entspannen. Schaffen Sie sich persönliche Ruheräume. Nehmen Sie sich einen Wellness-Abend oder gehen Sie raus in die Natur, üben Sie sich in Achtsamkeit oder lernen Sie, zu meditieren. Ein gutes Buch in schöner Atmosphäre, zum Beispiel nach einem duftenden Bad, ist auch schon ein Anfang!

5. Geheimnis, Schönheit durch Körperpflege

Da sind wir auch schon beim Thema Körperpflege. Ein Bad und duftende Körperöle sind etwas Wunderbares. Das entspannt und pflegt Körper und Seele. Doch Körperpflege ist viel mehr als die Pflege von außen. Körperpflege ist vor allem Pflege von innen. Und hier schließen wir jetzt wieder den Bogen zur Ernährung. Pflege bedeutet auch Versorgung, und die erfolgt ja hauptsächlich von innen durch Sauerstoff und Mikro-Nährstoffe. Versorgung von außen funktioniert viel schlechter, als man es uns weismachen möchte. Unsere Zellen schützen wir von innen, also tun wir alles für eine gesunde Ernährung und tägliche Bewegung. Aber vergessen wir unsere Seele nicht! Erst das Gesamtpaket sorgt für wahre Schönheit, egal wie alt Sie sind.

6. Geheimnis, Schönheit durch Freude und Genuss

Für das seelische Wohlbefinden hatten wir bereits das Entspannung. Und heute zum Abschluss meiner Vortragsreihe habe ich über Freude und Genuss gesprochen. Wir können uns freuen und genießen, wenn wir fit und gesund sind, wenn wir das Leben lieben und mit anderen Menschen teilen können. Dabei beschränken sich Freude und Genuss nicht nur auf das Essen. Wir genießen das Zusammensein mit Familie und Freunden, wir genießen die Natur, die gute Luft, einen schönen Anblick. Auch Musik und eine Berührung bringen uns Freude und Genuss mit allen Sinnen. Das macht das Glück im Leben aus und ist das wahre Geheimnis ewiger Schönheit.

Rezepte

Ananas-Joghurt-Smoothie

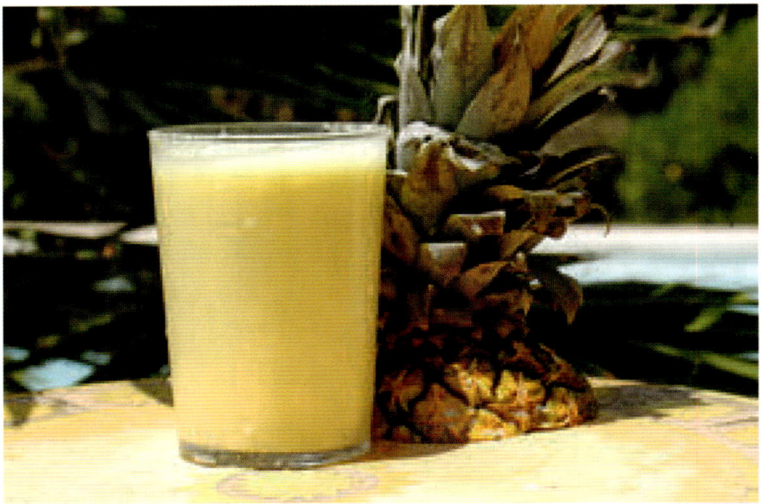

Die Ananas kann ein bisschen zaubern. Sie ist besonders reich an Enzymen, Vitaminen, Mineralien und Spurenelementen, sie hilft bei Übersäuerung, wirkt stimmungsaufhellend und schmeckt auch noch köstlich!

Eine frische Ananas schälen und den Mittelteil entfernen. Für einen Smoothie gebe ich eine viertel Ananas und einen Becher Natur-Joghurt in den Mixer und zerkleinere alles gründlich. Wer möchte, kann ein Blatt Minze hinzufügen. Je nach Konsistenz und Geschmack fülle ich mit Wasser auf und mixe alles noch einmal durch.

Mein grüner Energie-Smoothie:

Sellerie-Petersilie-Apfel-Smoothie

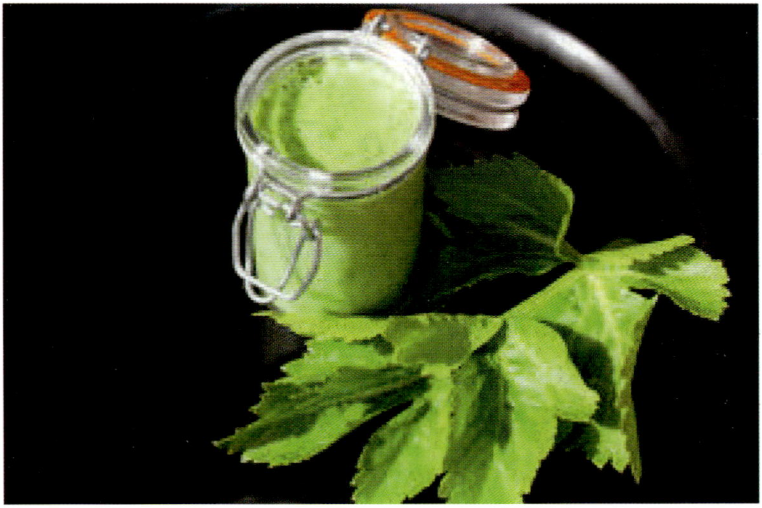

Dieser gesunde Smoothie regt den Stoffwechsel an und hellt die Stimmung auf! Sellerieblätter wirken entwässernd und blutreinigend, Petersilie wirkt belebend und hilft gegen Müdigkeit.

Eine Handvoll Petersilienblätter, eine Handvoll Sellerieblätter, einen Apfel, ein Stückchen frischen geraspelten Ingwer, einen Becher Naturjoghurt, bei Bedarf etwas Honig und einen Spritzer Zitrone oder Orangensaft und ab in den Mixer! Wenn Sie möchten, verdünnen Sie noch mit etwas Wasser - und fertig ist der gesunde Energie-Smoothie!

Smoothie aus roter Traube

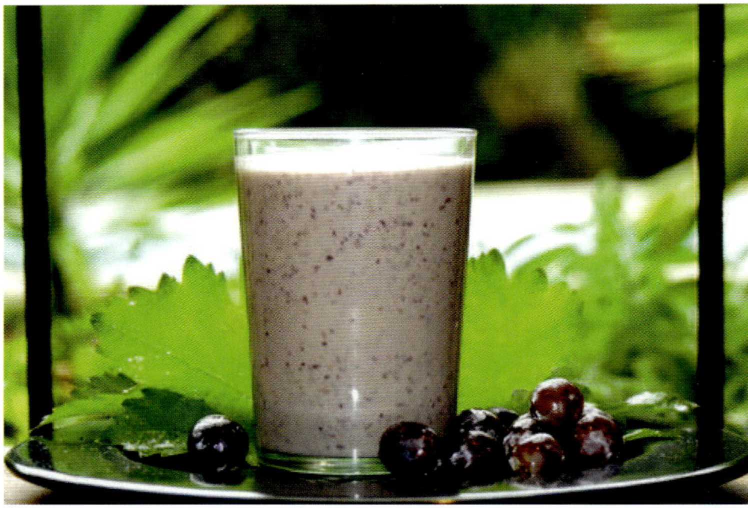

Die sekundären Pflanzenstoffe der roten Traube haben eine sehr starke antioxidative Wirkung. Das bedeutet einen erhöhten Zellschutz und einen ausgeprägten Schutz gegen Zellalterung. Die rote Traube enthält die Vitamine A, C , alle B-Vitamine sowie die Mineralien und Spurenelemente Magnesium, Kalzium, Kalium, Mangan, Phosphor und Eisen. Rote Weintrauben eignen sich für Detox und zum Entschlacken. Die Kerne und Schalen enthalten jede Menge Ballaststoffe, die unser Verdauungssystem reinigen und Fett- und Giftstoffe binden.

Dafür gebe ich 500 gr. rote Trauben in den Mixer , mische 1 gehäuften Essl. gemahlene Mandeln, 1 gehäuften Essl. Haferkleie und 2 gehäufte Essl. Vollkornhaferflocken dazu.

Aromatisiertes Wasser

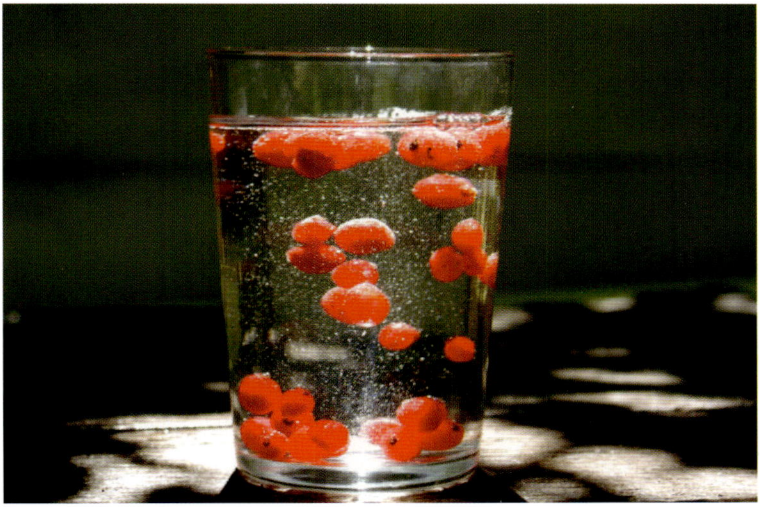

Wasser ist geschmacklich unglaublich sensibel. Es nimmt ganz schnell den Geschmack seiner Umgebung an. Sie können also ganz nach Ihrem Gusto experimentieren. Ich habe hier für Sie ein paar Vorschläge ausprobiert.

400 ml Wasser und:

1. 1-2 Blätter frische Minze
2. 3 Blätter frische Verbene oder Zitronenmelisse
3. 1 kleiner Zweig frischer Thymian
4. 1 Scheibe Zitrone, Pink Grapefruit oder Limette
5. Die Schale einer Limette ohne das weiße der Schale
6. 2-3 Scheiben Apfel
7. 1 Esslöffel rote Johannisbeeren
8. 2 Esslöffel Waldbeerenmischung
9. 2 Scheiben Ingwer
10. 1 Esslöffel grüne Teeblätter oder anderen Tee

Chevice

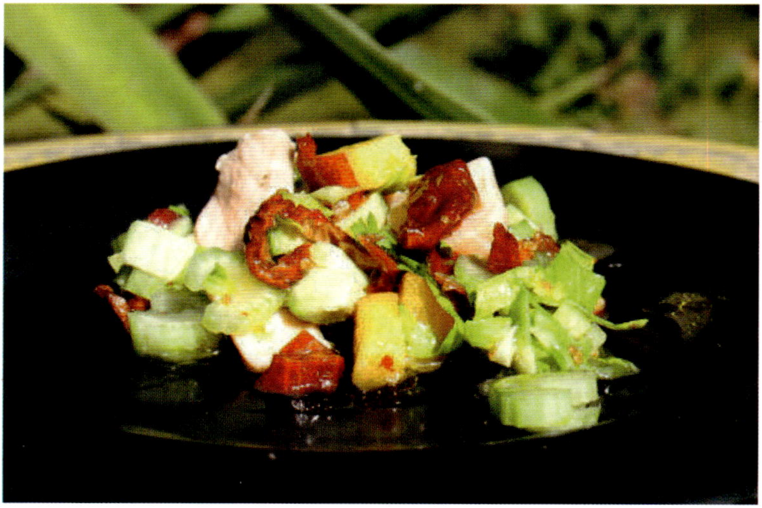

Ceviche kommt ursprünglich aus Südamerika, es ist ein Salat mit in Limettensaft mariniertem Fisch. Mein Ceviche Rezept ist ein erfrischend fruchtiger Salat mit Lachs. Zuerst schneide ich 150 gr. frischer Seelachs in feine Streifen und salze mit Flor de Sal. Der Lachs wird jetzt in Limettensaft eingelegt, so dass er vollständig bedeckt ist.

Der Lachs verliert im Limettensaft zum Teil seine Farbe, so als wäre er gegart. Dafür braucht er je nach Dicke der Streifen 2-3 Stunden. Er kann jetzt in den Kühlschrank und ist im Limettensaft liegend auch mehrere Tage haltbar.

Für den Salat weiche ich 4 getrocknete Tomaten für 2 Minuten in kochendem Wasser ein und schneide sie anschließend in feine Streifen.

3 Stangen einer Staudensellerie schneide ich in schmale Scheibchen und hacke ein paar grüne Blätter der Sellerie dazu.

1 reife Avocado und einen reifen Pfirsich schneide ich in Würfel und vermische alles mit dem gebeizten und abgetropften Lachs.

Für das Dressing mische ich 5 Esslöffel gutes kalt gepresstes Olivenöl, 5 Esslöffel Limettensaft vom Lachs, einen halben Teelöffel Sambal Olek und schmecke mit Flor de Sal ab.

Hier noch einmal die Zutaten:

- 150 Gramm frischer Seelachs
- Flor de Sal
- 4 getrocknete Tomaten
- 3 Stangen einer Staudensellerie
- 1 reife Avocado
- 1 reifen Pfirsich

für das Dressing:

- 5 Esslöffel kalt gepresstes Olivenöl
- 5 Esslöffel Limettensaft
- 1 halben Teelöffel Sambal Olek
- etwas Flor de Sal

Der Salat ist ideal für einen heißen Sommerabend, er lässt sich auch super zum Picknick oder an den Strand mitnehmen. Mein Ceviche Rezept ist leicht, vitamin- und nährstoffreich und belastet den Körper auch bei großer Hitze nicht.

Linsensalat, auch für unterwegs

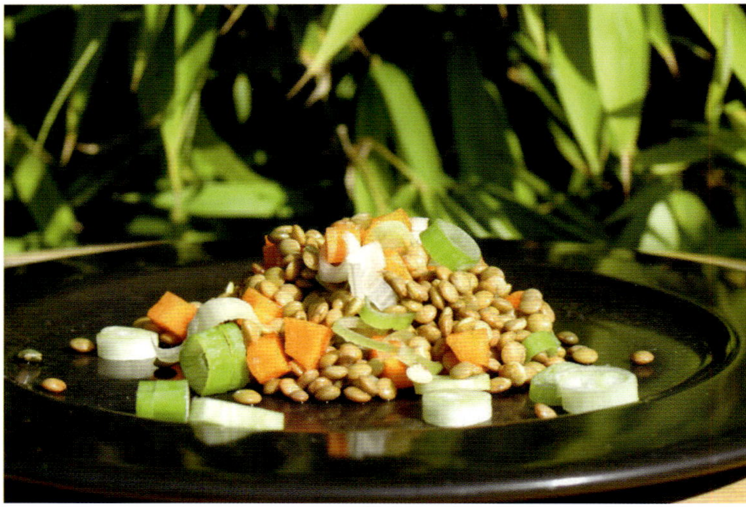

Linsen haben einen hohen Anteil an Eiweiß, Vitalstoffen und Ballaststoffen und enthalten die wichtigen komplexen Kohlehydrate die wir für unsere Energie brauchen.

Ich wasche 250 gr. getrocknete Linsen und lasse sie über Nacht einweichen. Morgens spüle ich sie ab und koche die Linsen in frischem Wasser (ohne Salz!!!). Ich schneide 250 gr. Karotten in kleine Würfel und 1 große Lauchstange in Ringe, brate sie ganz kurz in Olivenöl an. Jetzt mische ich alles zusammen, würze mit Salz und Sambal Olek, reichlich Balsamico-Essig und gutem Olivenöl und lasse den Linsensalat ziehen. Als zusätzliche Würze passt Senf oder Meerrettich sehr gut. Damit schmecke ich zum Schluss ab. Der Linsensalat lässt sich gut im Kühlschrank aufbewahren und auch auf Vorrat einfrieren.

Frankfurter Grüne Soße

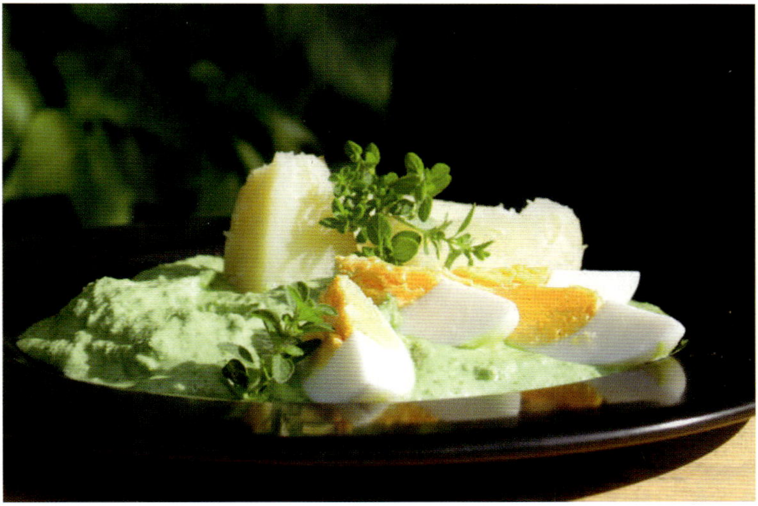

Basis der Grünen Soße sind im Original die folgenden 7 Kräuter: Borretsch, Kerbel, Petersilie, Pimpinelle, Kresse, Sauerampfer und Schnittlauch. Diese werden zunächst gewaschen, sehr fein gehackt, und mit Quark und Joghurt verrührt. Eine Gewürzgurke klein würfeln, ebenfalls dazugeben und mit Salz und Pfeffer und einem Teelöffel Senf abschmecken. Um die Vitamine zu lösen einen Schuss gutes Olivenöl hinzugeben. Dazu esse ich Pellkartoffen und 1 hartgekochtes Ei. Man kann das Ei auch klein gewürfelt in die Soße unterheben.

Die Kräutersoße ist eine Vitaminbombe und schmeckt fantastisch!

Schoko-Chili-Eis mit Waldbeerenkompott

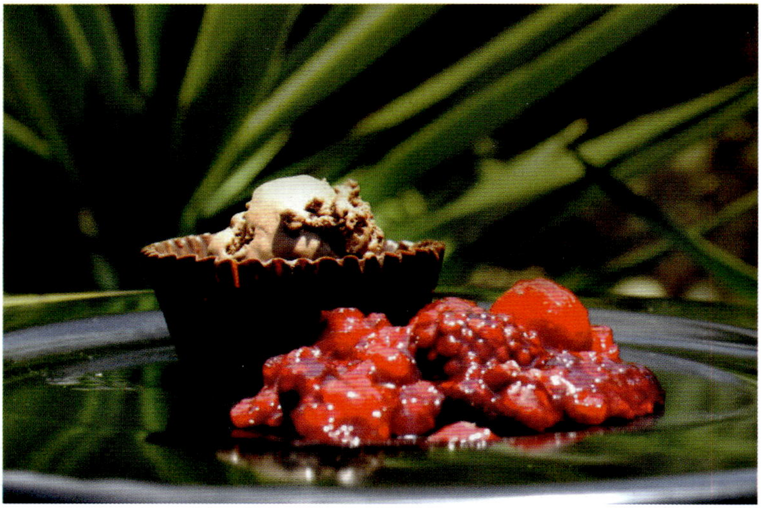

Die Zutaten für das Soko-Chili-Eis Rezept:

- 200 ml Milch, es geht auch Mandelmilch
- 100 gr. Schokolade mit 70% Kakaoanteil
- 3 Eigelb
- 3 Essl. Agavensirup
- 3 gehäufte Essl. dunkles Kakaopulver
- etwas Vanillemark
- 1 Prise Flor de Sal
- 1 halben Teelöffel Chili-Pulver
- 200 gr. Sahne, es geht auch Soja-Sahne

Als erstes erwärme ich 200 ml Milch. In der Zwischenzeit raspel ich 100 Gramm Schokolade mit 70% Kakaogehalt und vermische beides. Das kann nun abkühlen.

Ich trenne 3 Eier, nehme nur das Eigelb und vermische es mit 3 Esslöffel Agavensirup und 3 gut gehäuften Esslöffel reinem Kakaopulver. Wenn eine homogene Masse entstanden ist, würze ich mit etwas Vanillemark, einer Prise Flor de Sal und einem halben kleinen Teelöffel gemahlenen Chili-Pulver. Diese Mischung verrühre ich mit der Schoko/Milch und stelle sie in den Kühlschrank.

Ungefähr 20 Minuten vor dem Servieren schlage ich 200 gr. Sahne steif, vermische sie vorsichtig mit der kalten Masse aus dem Kühlschrank und gebe sie in die Eismaschine zum Rühren. Falls Sie keine Eisrührmaschine haben, dauert es etwas länger. Dann müssen Sie die Masse während des Einfrierens immer wieder mal rühren. Um so häufiger Sie rühren, umso cremiger wird das Schoko-Chili-Eis.

Die Zutaten für das Waldbeerenkompott:

- 300 gr. tiefgefrorene Waldbeeren
- 1-2 Teelöffel Speisestärke (z.Bsp. Maismehl)
- 3 Esslöffel Agavensirup
- etwas kaltes Wasser

Für das Waldbeerenkompott rühren Sie die Speisestärke in etwas kaltem Wasser an und bringen sie gemeinsam mit den gefrorenen Waldbeeren langsam zum Kochen. Jetzt nur noch mit Agavensirup süßen und evtl. mit etwas Limettenabrieb aromatisieren.... fertig! Lassen Sie das Waldbeerenkompott abkühlen und bewahren Sie es bis zum Servieren im Kühlschrank auf.

Genießen Sie das Schoko-Chili-Eis-Rezept mit Waldbeerenkompott, ich liebe es! Und auch wenn es etwas Sahne enthält, so enthält es kaum Zucker und jede Menge glücklich machende Schokolade.

Übungen

Aufwärm-Übungen

Bevor Sie Ihre Muskulatur dehnen, müssen Sie aufgewärmt sein. Sinnvoll sind vor allem Dehnübungen nach dem Sport oder gleich morgens im Bett nach dem Aufwachen. Dann sind die Muskeln ja schon warm. Vor dem Sport beginnen Sie am besten mit einigen Auflockerungsübungen. Danach wärmen Sie die Muskulatur mit ein paar einfachen Übungen. Sie können hüpfen, auf der Stelle laufen, mit den Armen rudern oder den Hampelmann machen! Schon können Sie sich strecken und räkeln wie ein Kätzchen.

Dehn-Übungen

Nehmen Sie die einzelnen Position der Dehnübungen ein, halten Sie für 10-15 Sekunden und wiederholen Sie alle Übungen 3 mal. Wenn Sie beim Dehnen ausatmen, schaffen Sie es, weiter zu dehnen. Gehen Sie dabei immer bis knapp an die Schmerzgrenze, aber bitte nicht übertreiben.

Eine gute Elastizität schützt vor Verspannungen, beugt Verletzungen der Muskulatur vor.

Ihre Ausstrahlung ist jünger und dynamischer, wenn Sie elastisch und beweglich sind!

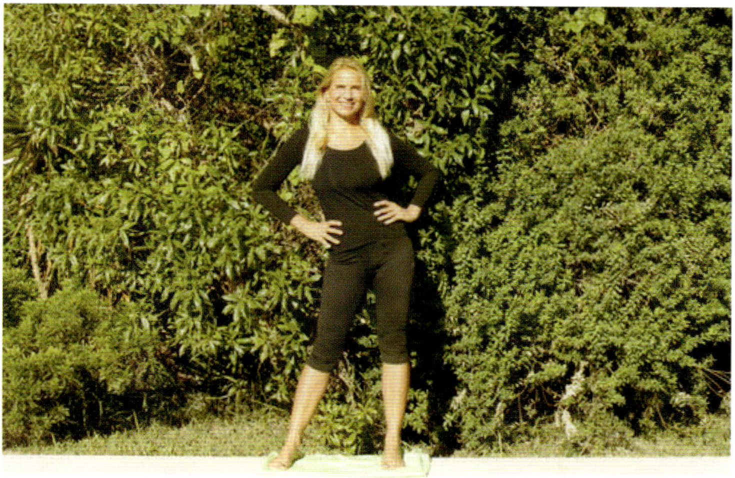

Bei der ersten Dehnübung für die Hüfte und eine schlanke Taille wird nicht gehalten, hier kreisen wir. Sie stellen sich mit beiden Beinen fest auf den Boden, hüftbreit auseinander, und kreisen die Hüfte. Versuchen Sie, den Oberkörper mit dem Brustkorb und den Schultern möglichst ruhig und unbewegt zu halten. Die Bewegung können Sie gut fühlen, wenn Sie Ihre Hände auf die Hüfte stützen. Dann kreisen Sie mal rechts herum und dann links herum. Kreisen Sie langsam und so ausladend wie möglich.

Das ist eine fantastische Übung, die Sie jeden Morgen und Abend für 3 Minuten beim Zähneputzen im Bad üben können.

Mit Musik macht das übrigens noch mehr Spaß!

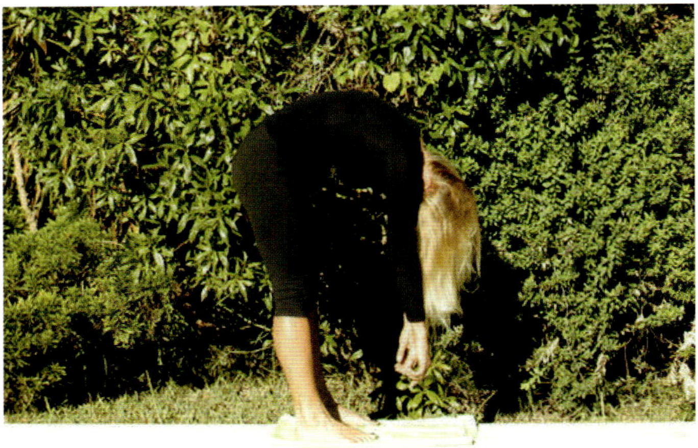

Jetzt lassen wir uns einfach mal vornüber hängen. Hier geht es nicht darum,mit den Händen den Boden zu berühren, aber wir machen den Rücken rund und dehnen damit unsere Rückenmuskulatur.

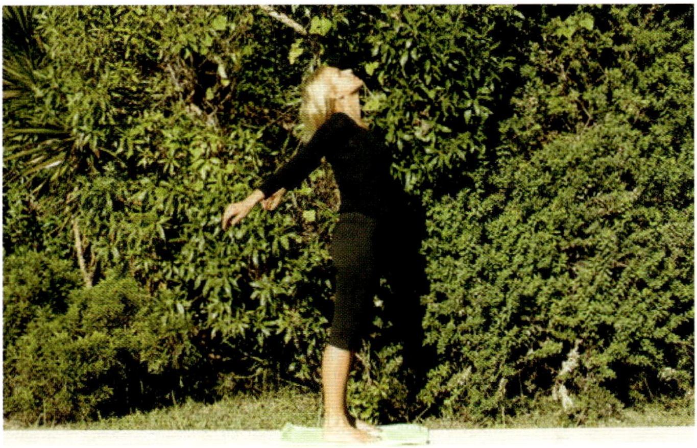

Anschließend strecken wir den Brustmuskel, indem wir uns mit Hilfe der Arme nach hinten beugen. Immer 10 bis 15 Sekunden halten und 3 Mal wiederholen.

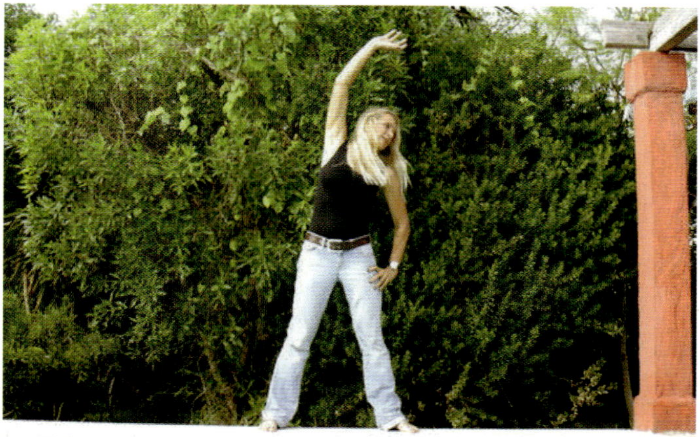

Das Gleiche gilt für Ihre seitliche Rumpf-Muskulatur. Machen Sie sich lang und spüren Sie, wie sich die Seiten dehnen. Erst die eine, dann die andere Seite.

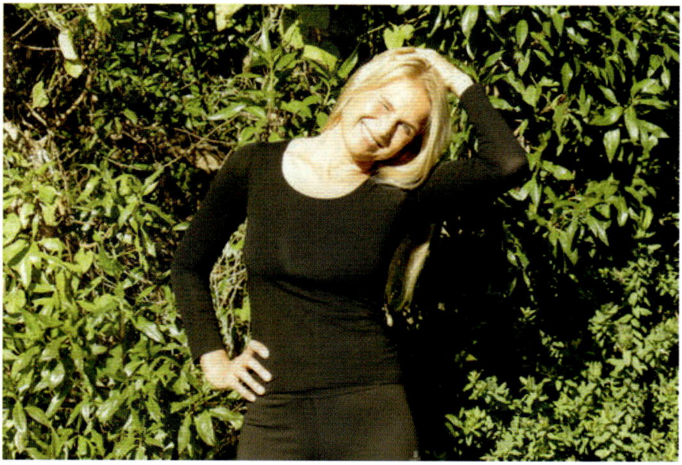

Neigen Sie Ihren Kopf erst nach rechts, dann nach links, nach vorne und nach hinten. Sie können Ihn auch vorsichtig kreisen lassen. Erst im Uhrzeigersinn, dann anders herum.

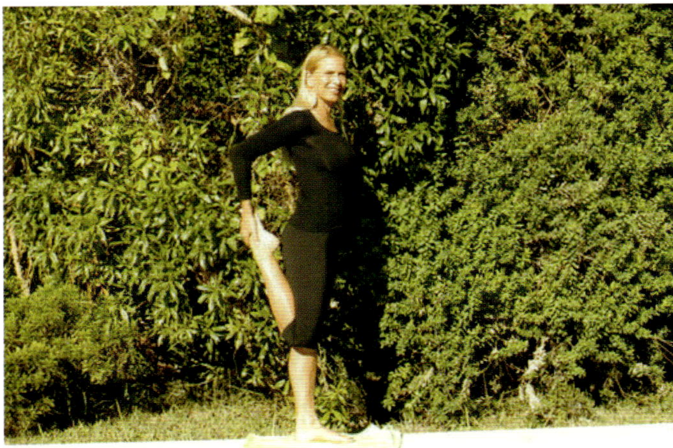

Die vordere Oberschenkelmuskulatur dehnen Sie, indem Sie sich aufrecht hinstellen, einen Fuß in die Hand nehmen und ihn zum Gesäß führen. Ganz wichtig dabei ist, dass das Knie des angewinkelten Beins nach unten zeigt.

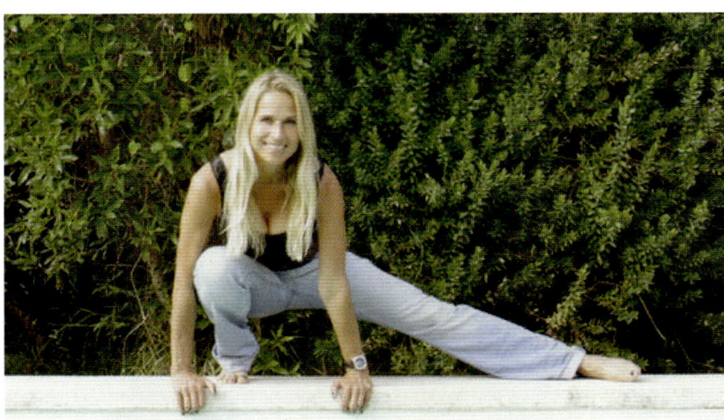

Für die Muskulatur der Beininnenseiten gehen Sie in die Hocke, spreizen ein Bein seitlich, bis Sie die Dehnung an der Beininnenseite spüren. 10-15 Sekunden halten, dann das Bein wechseln.

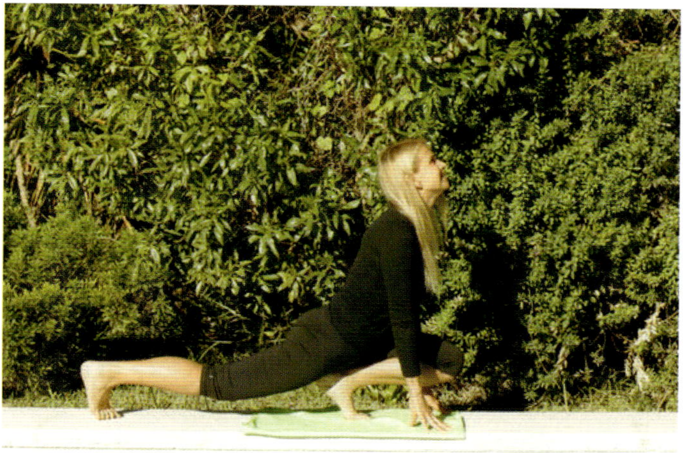

Ihre Oberschenkel, vor allem Ihre Hüfte, dehnen Sie, wenn Sie wieder in die Hocke gehen und ein Bein weit hinten abstellen. Achte Sie darauf, dass das Knie gestreckt bleibt. Wenn Sie nun Ihren Oberkörper aufrichten, spüren Sie die Dehnung in der Hüfte. Dann wechseln sie das Bein.

Zum Abschluss dehnen Sie Ihre hintere Oberschenkel-Muskulatur und ihre Waden. Dafür legen Sie Ihren Fuß auf ein Geländer oder etwas in ähnlicher Höhe.

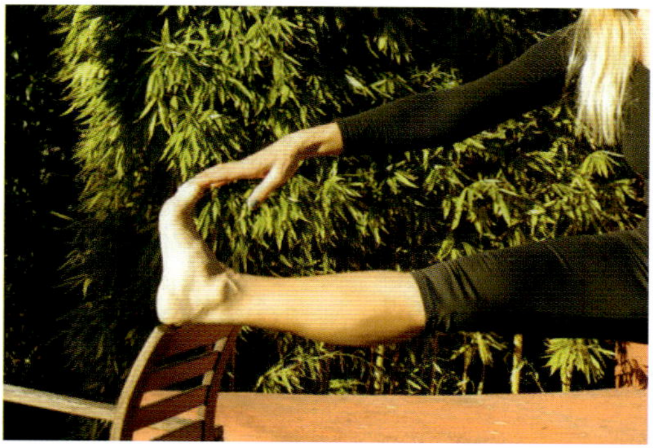

Wichtig ist, dass Sie Ihre Zehen anziehen, also nicht strecken.

Wenn möglich, dann ziehen Sie sie mit Ihren Händen zu Ihrem Körper. Sie spüren die Dehnung an Ihrer gesamten Beinrückseite.

Haltungs-Übung

- Sie stellen sich ganz entspannt vor den Spiegel.
- Richten Sie sich auf.
- Nehmen Sie die Schultern zurück (nicht nach oben).
- Nehmen Sie das Kinn zurück, den Hinterkopf nach oben.
- Stellen Sie sich dabei vor, die Wirbelsäule zu strecken.
- Brust raus, Bauch rein.
- Jetzt versuchen Sie diese Haltung ganz unverkrampft einzunehmen.
- Sie sehen sich jetzt schlanker, größer, selbstbewusster, sicherer, attraktiver und jünger.
- Üben Sie ab heute diese Haltung so oft wie möglich.
- Nehmen Sie die Haltung ein, wenn Sie einen Raum betreten.
- Gehen Sie mit dieser aufrechten Haltung durch den Park.
- Üben Sie diese Haltung auch an Ihrem Arbeitsplatz im Sitzen.

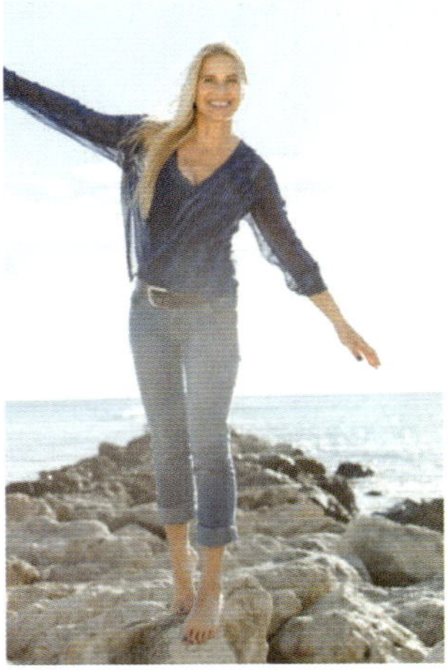

Muskelaufbau- Übungen

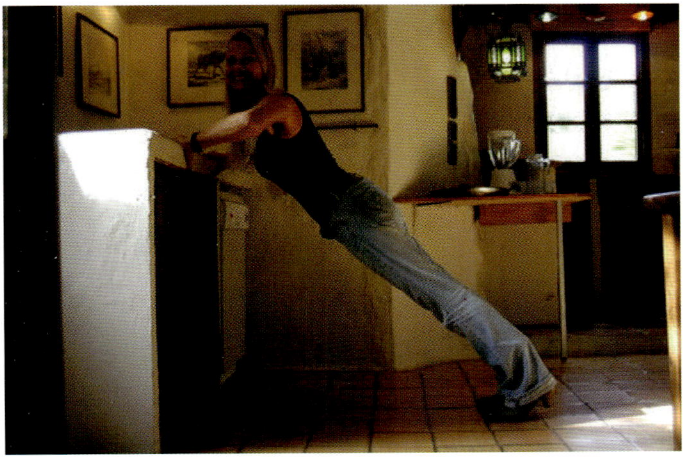

Liegestütz für einen straffen Körper

Sie denken, Liegestütze sind nichts für Sie? Schon allein bei der Vorstellung bekommen Sie puddingweiche Arme? Keine Angst, diese Liegestütze kann jeder. Wenn Sie regelmäßig üben, bekommen Sie feste Arme, eine starke Rückenmuskulatur, einen flachen Bauch - und Sie straffen Beine und Po.

So beginnen Sie mit der Übung:
Sie machen am besten Liegestütze an der Wand oder einem Geländer. Üben kann man überall, in der Küche, im Büro und in der Natur. Umso weiter sie für die Ausgangsposition mit dem Oberkörper nach oben gehen und somit das Gewicht auf Ihre Füße verlagern, umso weniger Gewicht müssen Sie mit Ihren Armen stemmen. Wichtig ist, dass Sie Ihren gesamten Körper unter Spannung halten. Von den

Beinen bis zum Kopf muss eine Linie gebildet werden. Beim Absenken gehen die Schultern zu den Händen. Wiederholen Sie diese Übung sooft Sie können! (Gut, wenn sie es 10 bis 15 Mal schaffen). Dann machen Sie eine Pause und wiederholen das Ganze mindestens 3 Mal. Achten Sie dabei auf Ihre Atmung. Halten Sie nicht die Luft an. Atmen Sie immer bei der Anspannung aus und bei der Entspannung ein. Das gilt für alle Muskelübungen.

Liegestütze sind das perfekte Workout für den ganzen Körper. Sie können Liegestütze immer und überall machen. Damit trainieren Sie die Muskulatur Ihres ganzen Körpers: Bauch, Beine, Po und Rücken, Schultern, Arme und Beine. Umso besser Sie trainiert sind, umso tiefer können Sie mit Ihren Händen gehen. Wenn Sie an der Wand beginnen, können Sie sicher nach einer Woche bereits an der Tischkante üben, 2-3 Wochen weiter an einer Parkbank usw.

Übungen auf der Treppe

Eine Treppe finden Sie überall. In Ihrem Haus die Treppe zu Ihrer Wohnung, in den Keller, zu Ihrem Büro, zur U-Bahn oder, noch besser, irgendwo im Freien.

Machen Sie doch ein kleines Workout daraus: Gehen Sie die Treppe zügig nach oben, atmen Sie gleichmäßig und gehen vorsichtig wieder nach unten. Dabei zählen Sie die Stufen. Jede Stufe ist ein kleiner Schritt, aber ein ganzer Schritt auf Ihrem Schrittzähler. Wiederholen Sie das auf und ab, bis Sie an Ihre Grenzen kommen.

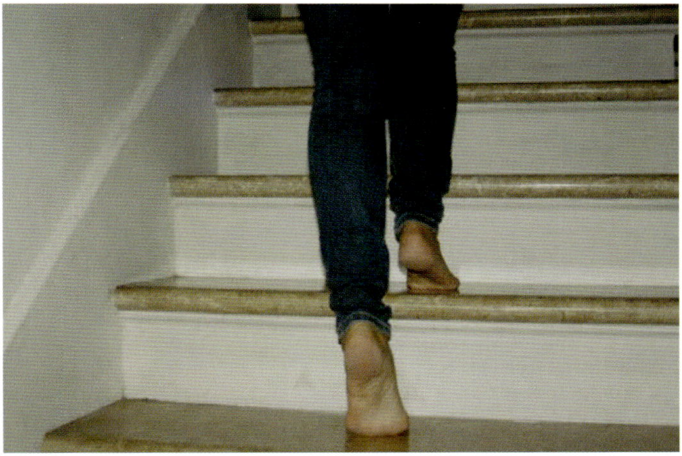

Erfinden Sie neue Techniken: Springen Sie mit geschlossenen Beinen jeweils eine Stufe nach oben, beim nächsten Mal auf einem Bein, dann auf dem anderen Bein, dann gehen Sie die Treppen langsam, und fühlen, wie Sie jede Stufe berühren. Spüren Sie, wie sich Ihr gesamter Körper mit der Muskelkraft Ihrer Beine Stufe um Stufe hebt. Können Sie auch rennen? Wie schnell kommen Sie nach oben?

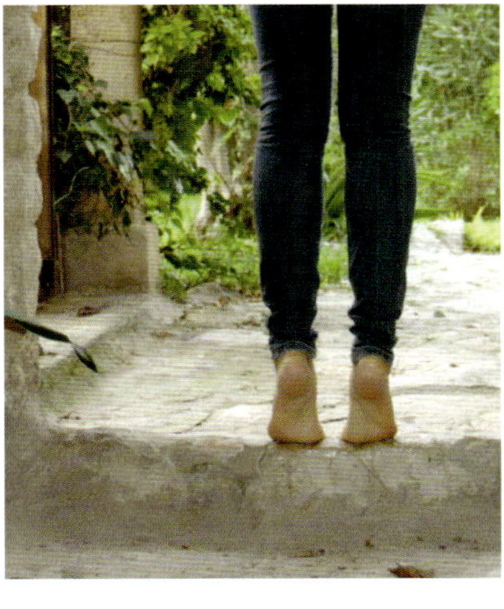

Zum Schluss dehnen Sie Ihre Waden auf einer Stufe, indem Sie sich mit dem Ballen auf die Kante stellen und die Ferse absenken und wieder hoch nehmen. Zieht es in der Wade?

Gut so, dann dehnen Sie genau jetzt Ihre Waden!

Übungen mit Gummi-Band

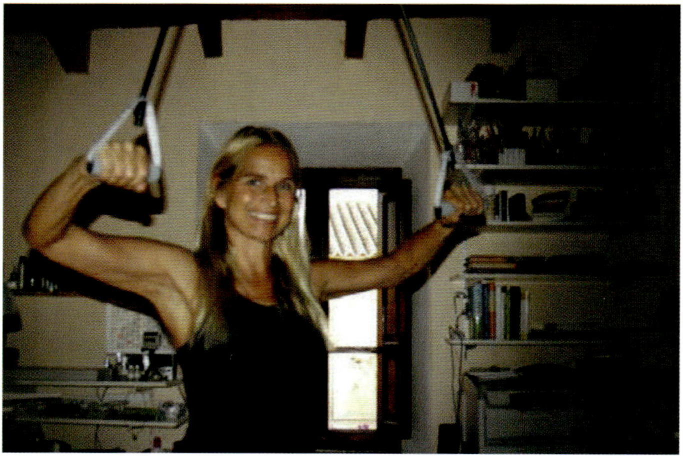

Ein Gummiband lässt sich sehr vielseitig für den Aufbau von Muskulatur einsetzen. Ich verwende es hauptsächlich für die Muskulatur der Arme und des Oberkörpers. Dafür habe ich einen Haken an der Decke meines Büros befestigt. Wenn ich auf Reisen bin, habe ich ein Thera-Band dabei. Es lässt sich klein zusammenfalten, im Hotel hänge ich es für meine Übungen in den Türgriff.

Barfuß-Übungen

Für die Barfuß-Übungen eignen sich eine Wiese im Garten oder im Park, auch ein Laubboden oder ein Weg mit Sand oder feinen Steinchen. Wiederholen Sie diese Übungen 2-3 Mal. Sie spüren sehr schnell, wie gut das tut und wie diese Barfuß-Übungen Ihren ganzen Körper beleben. Schließlich regen die Übungen auch den Kreislauf an, Ihre Füße werden besser durchblutet und können nach einem langen Arbeitstag auch abschwellen.

6 Barfuß-Übungen, die die Fußmuskulatur stärken:

1. Gehen Sie über verschiedene Untergründe. Fühlen Sie bewusst, ob er weich ist, ob es kitzelt oder piekst. So verbinden Sie die Barfuß-Übung gleich mit einer Übung für Achtsamkeit.
2. Gehen Sie für einige Meter nur auf den Fersen.
3. Gehen Sie für ein paar Meter nur auf dem Fußballen.
4. Jetzt auf der Fuß-Außenseite.
5. Dann auf der Fuß-Innenseite. Jetzt wieder geradeaus.
6. Wenn Sie geschickt sind, können Sie mit den Zehen greifen. Versuchen Sie Blätter oder Steinchen zu heben.

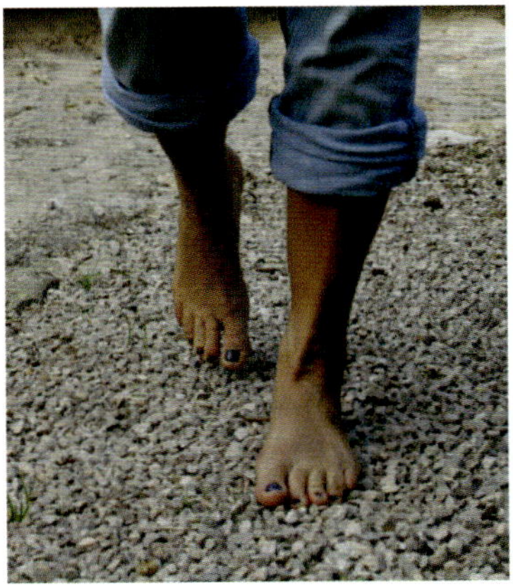

Noch ein Tipp, falls Sie morgens Beschwerden beim Auftreten haben: Beginnen Sie den Tag mit Gymnastik im Bett. Noch auf dem Rücken liegend, kreisen Sie Ihre Fußgelenke 2 Minuten lang. Wenn Sie aufstehen, stellen Sie sich auf die Fußballen, dann auf die Ferse, auf die Außenkanten, die Innenkanten und wieder auf die Ballen. Jetzt werden Ihnen die ersten Schritte am Morgen keine Beschwerden mehr machen. Mit einer gesunden Ernährung und täglicher Bewegung werden Sie auch kaum Probleme mit Ihren Gelenken haben.

Atemübungen

Bei der Atem-Meditation sitzen wir aufrecht oder liegen auf dem Rücken. Dann atmen wir durch die Nase ein. Dabei spüren wir, wie die Luft durch die Nase und die Luftröhre in die Lungenflügel strömt. Wir füllen die Lungen mit Luft, bis wir sie im oberen Bauchraum deutlich fühlen. Wenn nichts mehr geht, beginnen wir mit dem Ausatmen. Wir atmen langsam durch den Mund aus, so lange, bis wir keine Luft mehr in unseren Lungenflügeln vermuten. Hilfreich ist es, dabei die gesamte Bauchmuskulatur anzuspannen. Den Bauchnabel ziehen wir dabei in Richtung der Wirbelsäule. Jetzt wiederholen Sie das Ganze.

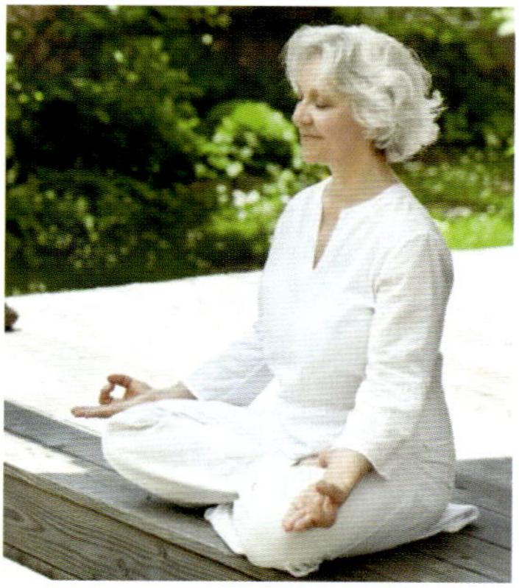

Wenn Sie diese Atem-Meditation durchführen, zählen Sie von Beginn an die Atemzüge oder, einfacher, schauen Sie auf die Uhr. Beginnen Sie mit 5 Minuten, und steigern Sie die Zeit nach und nach.

Diese Atmung können Sie so oft und so lange durchführen, wie Sie sich dabei wohl fühlen. Schnell werden Sie merken, wie Sie sich beruhigen und zunehmend entspannen. Schön, wenn Sie diese Atemmeditation im Freien oder am offenen Fenster machen können. Die extra Dosis Sauerstoff tut Ihrem Gehirn und Ihrem Körper gut. Ihre Haut wird es Ihnen auch mit einem frischen Teint danken.

Astrid Prinzessin zu Stolberg:

Ich wurde am 5. Januar 1959 in Bad Homburg als Älteste von 4 Kindern in einen kreativen, bürgerlichen Architekten-Haushalt geboren. Die Höhepunkte meiner Kindheit waren die Ferien im Schnee und am Meer.

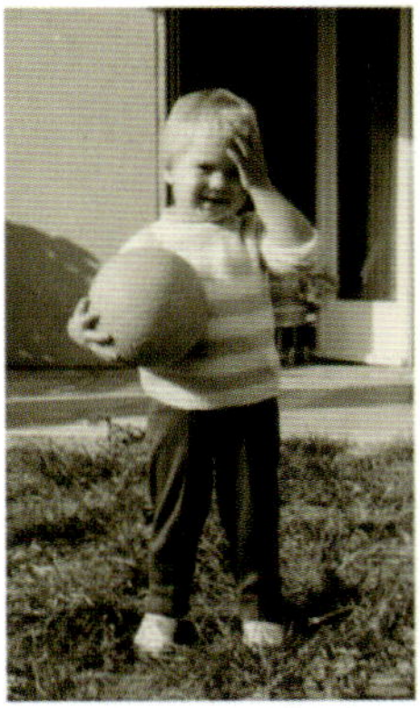

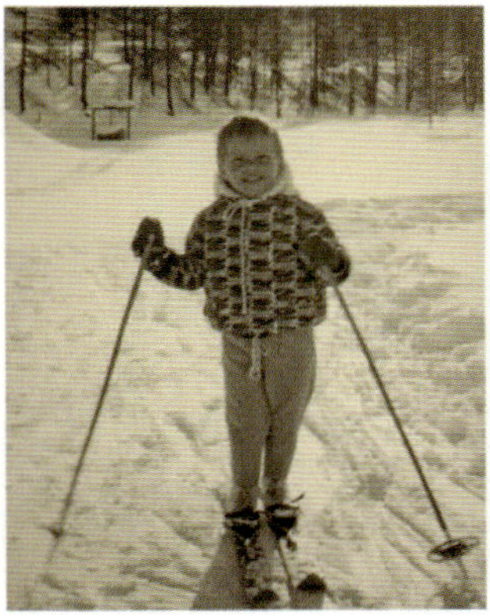

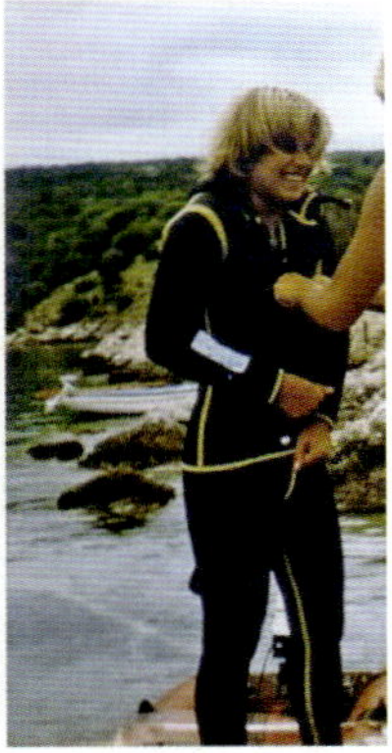

In den jeweils 6 Wochen Sommerferien, die wir mit der Familie am und auf dem Meer verbrachten, entstand meine große Liebe zum mediterranen Leben.

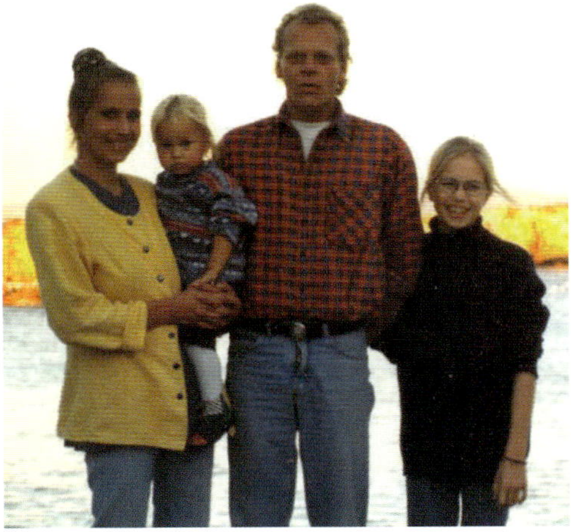

Die Sehnsucht nach dem Lebensgefühl im Süden, die ich mit meinem Mann Christian und den beiden Kindern Lena und Felicitas teilte, bewog uns, 1995 nach Mallorca zu ziehen.

Das mediterrane Leben hinterließ aber auch Spuren. Abends sitzt man lange mit Freunden zusammen, und auf einer Insel, wo andere Urlaub machen, kommt man schnell in die Versuchung, zu viel zu essen und zu trinken. So kam es, dass ich mich mit Mitte 40 in meiner Haut nicht mehr wohl fühlte. Ich hatte gut 10 Kilo Übergewicht, die Haut war großporig geworden, ich war unbeweglich und ohne Ausdauer.

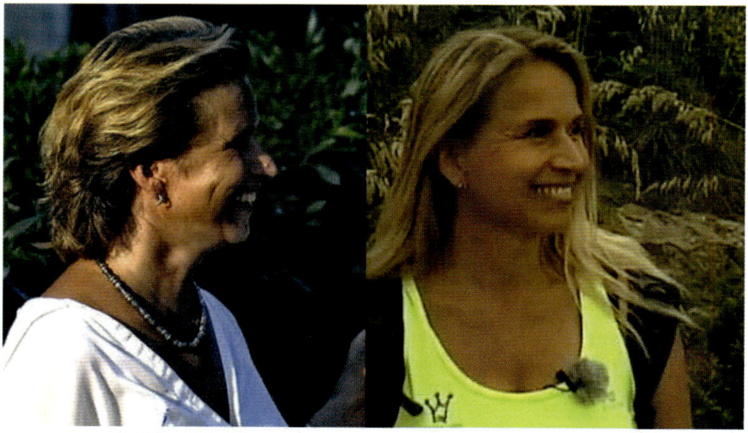

2006 mit 47 Jahren ...... 7 Jahre später 2013 mit 54 Jahren

Mit noch nicht einmal 50 erwischte mich im Herbst 2006, mit 47 Jahren, eine Midlife-Krise. Das ging so nicht weiter! Da man als Ehepaar ja immer zusammen isst, feiert und trinkt, beschlossen wir gemeinsam, etwas in unserem Leben zu ändern.

Wir änderten Ess-und Trinkgewohnheiten, verzichteten ein halbes Jahr komplett auf Alkohol und begannen ein Sport-Programm. Zunächst meldeten wir uns im nächsten Fitness-Studio an, zusätzlich begannen wir mit Radfahren und Laufen.

Die 10 Kilo Übergewicht waren innerhalb von 3 Monaten verschwunden! Und was noch viel besser war, ich fühlte mich stark, als könnte ich Bäume ausreißen. Seitdem schlafe ich nachts gut, und tagsüber bin ich konzentrationsfähiger und stressresistenter.

Die Liebe zur Natur und besonders zum Tramuntana-Gebirge Mallorcas hat es mir so sehr angetan, dass ich mit meiner neu gewonnenen Energie und Ausdauer seit 2008 Wandergäste führe und ihnen so die schönsten Stellen einer der beeindrucktesten Landschaften Europas zeigen kann.

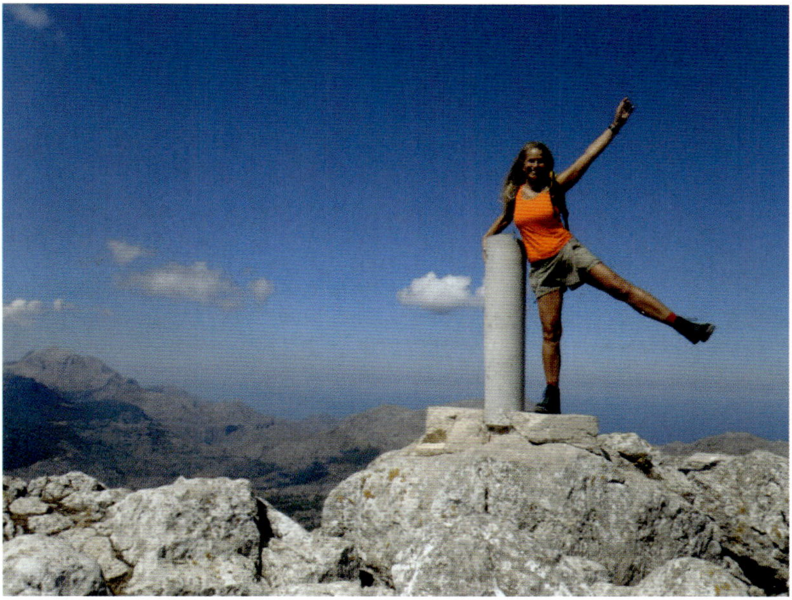

Tägliche Bewegung und gesunde Ernährung wurden feste Bestandteile meines Lebens. Seitdem esse ich fast kein Weizenmehl, fast kein Fleisch, ich trinke selten Alkohol,

dafür viel Wasser, viel Obst, ich esse sehr viel Gemüse und Hülsenfrüchte.

Eine Woche nach meinem 50. Geburtstag nahm mich eine Nachbarin in einen Schwimm-Verein nach Palma mit. So entdeckte ich den Leistungssport für mich neu. Seitdem trainiere und schwimme ich für den Verein „esmas", gewertet wird in Altersgruppen unterteilt.

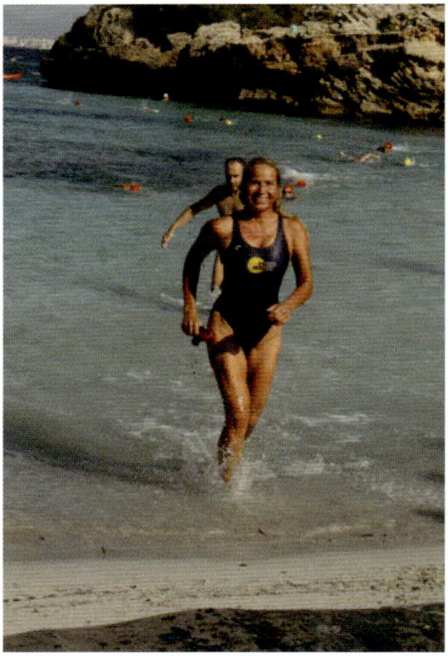

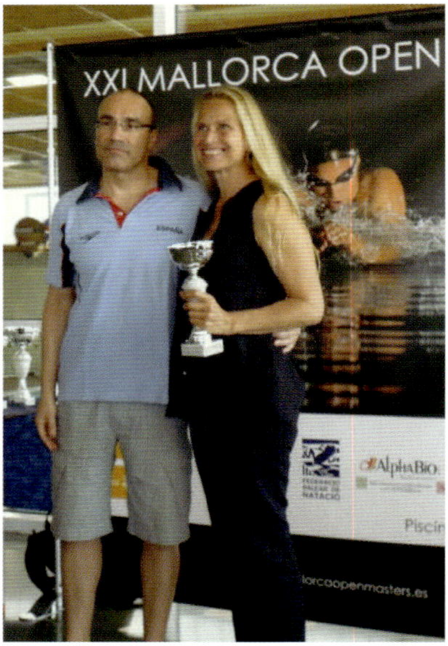

Jetzt mit 57 Jahren, inzwischen auch stolze Oma einer 8 jährigen Enkelin, fühle ich mich so wohl, so fit und energievoll wie nie zuvor.

Nach meinen großen Erfolgen und den vielen Komplimenten, die ich durch meine persönliche Verwandlung bekam, begann ich meine Erfahrungen aufzuschreiben. Ich tauschte mich mit Medizinern, Sportlern und Köchen aus und biete nun seit 5 Jahren ein Coaching für mehr Fitness und mehr Energie durch tägliche Bewegung und gesunde Ernährung an.

Mein liebstes Thema ist Fitness und Wohlbefinden für eine gute Ausstrahlung und natürliche Schönheit in jedem Alter.

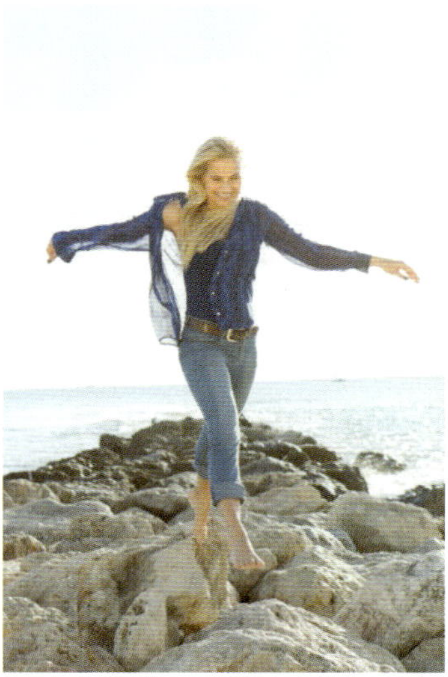

Mein persönliches Ziel ist es, 100 Jahre alt zu werden, dabei fit, gesund und neugierig zu bleiben. Ich möchte täglich dazu lernen, mich ständig weiter entwickeln und bis ins hohe Alter Wettkämpfe schwimmen.

Vorbilder dafür gibt es genug!!!

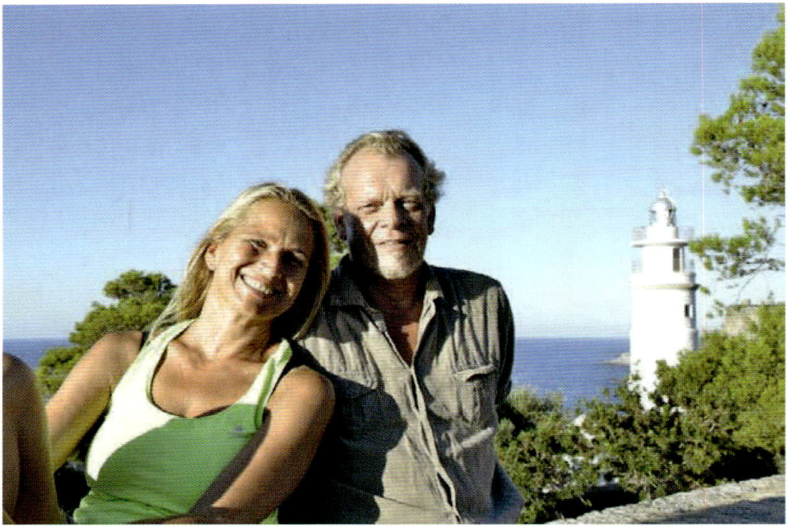

Astrid mit Ehemann Christian Prinz zu Stolberg-Wernigerode

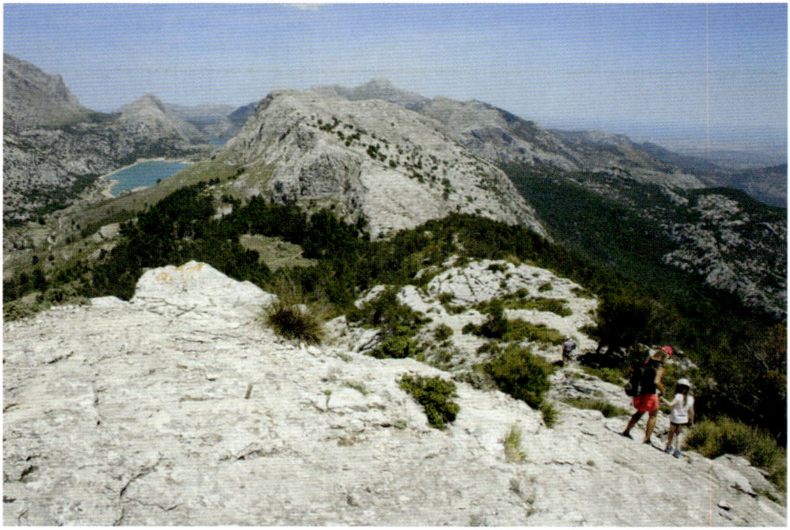

Astrid mit Enkelin Ylva unterwegs in den Bergen Mallorcas.

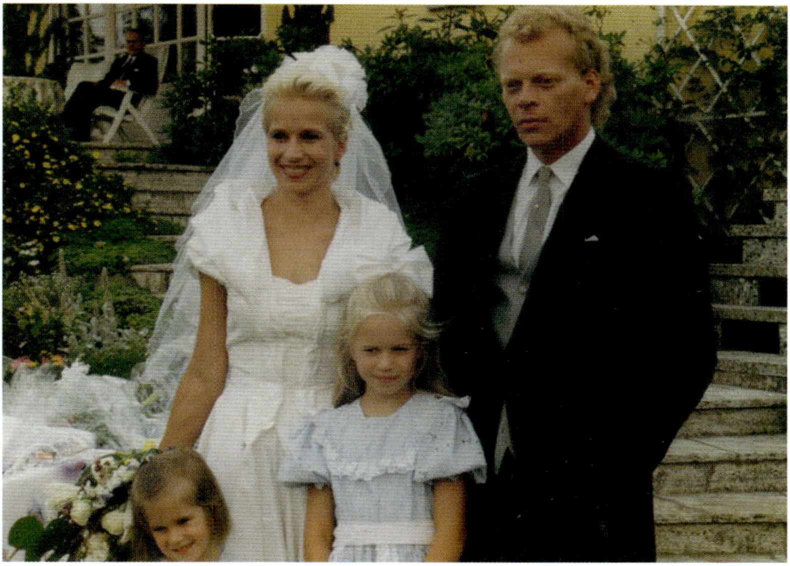

Hochzeit 1991, mit Tochter Lena und Nichte Ina.

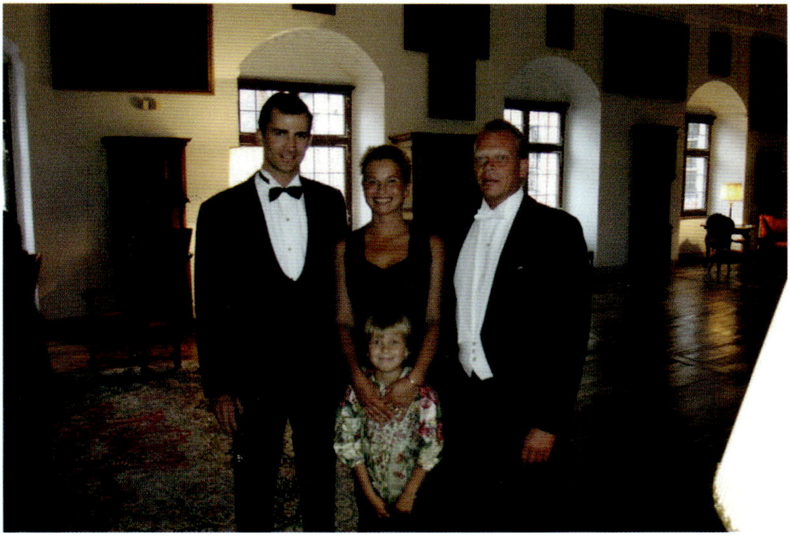

Der König von Spanien, Felipe de Borbón,
mit Astrid, Christian und Tochter Felicitas im Sommer 2001

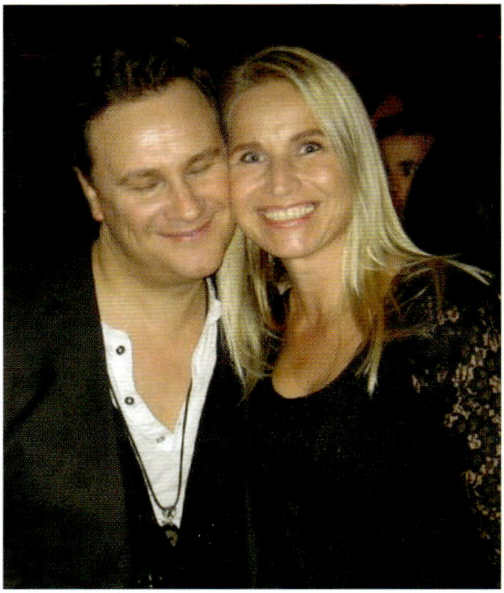

Mit Guido Maria Kretschmer.

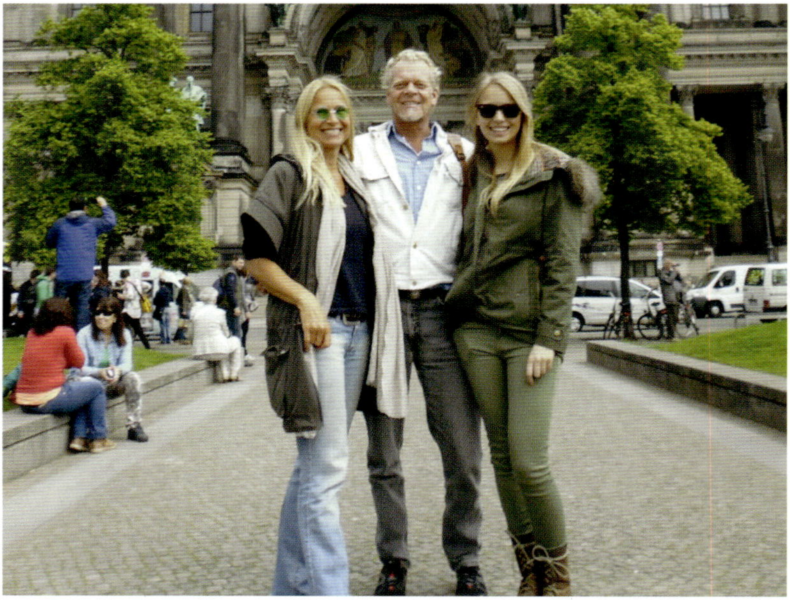

Mit Christian und Tochter Felicitas in Berlin.

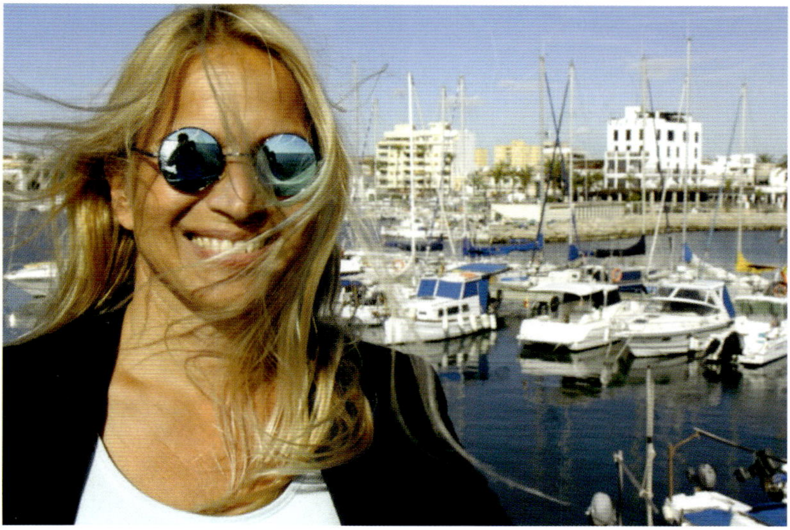

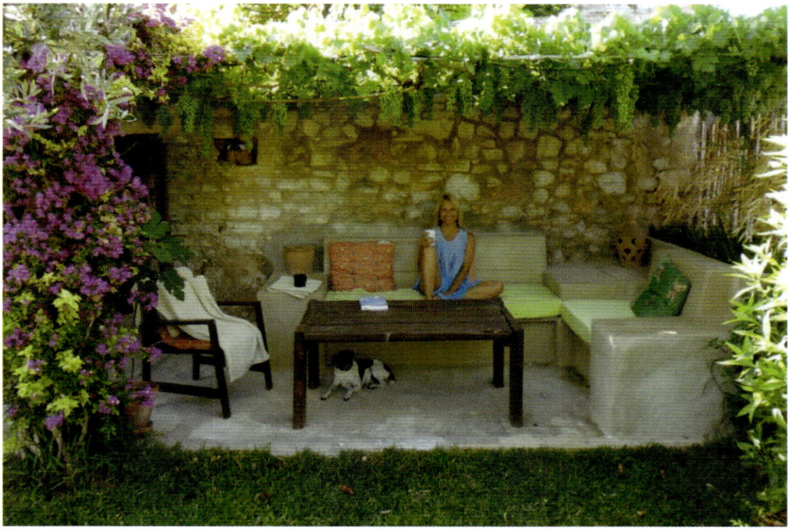

Zu Hause im Garten im Sommer 2015.

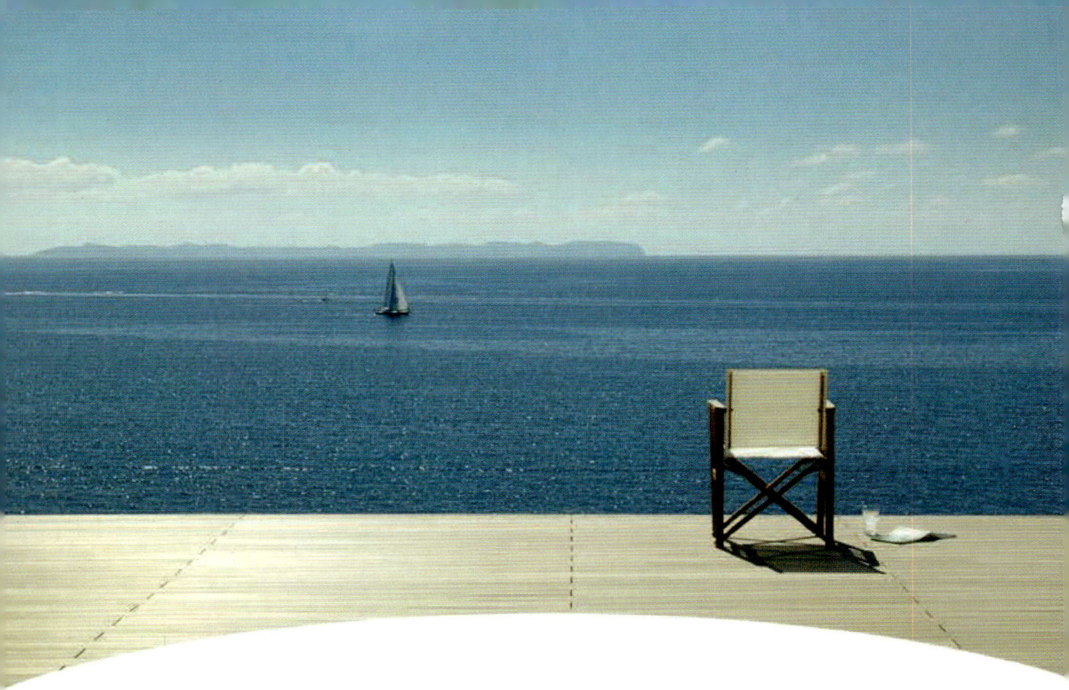